요가의 의학적 이해 ❶

Medical Understanding of Yoga
: Respiration

호흡편

碧泉 임용균 지음

군자출판사

삐취엔 임 용 균(碧泉 林 容 均)

순천향의대 졸 (학번 7901077)
의사 (면허번호 28835)
영상의학과 전문의 (전문의 자격증 529)

한국싸이버대학교 법학부 졸 (학번 0240042)
고려대학교 법무대학원 법학석사과정 (학번 2005501509)

한국요가협회 회원 (지도자 자격증 580호)
대한댄스스포츠진흥회 회원 (지도자 자격증 제07-3002호)

대한역학진흥원 명리학회 회원 (회원번호 159)

현재 서산영상의학과의원 원장

요가의 의학적 이해 (I) 호흡편
Medical Understanding of Yoga : Respiration

첫째판 인쇄 | 2007년 7월 10일
첫째판 발행 | 2007년 7월 20일

지 은 이	임용균
발 행 인	장주연
편집디자인	최진하
표지디자인	오호경
발 행 처	군자출판사
등 록	제 4-139호(1991. 6. 24)

본 사	(110-717)서울특별시 종로구 인의동 112-1 동원회원 B/D 3층	
	Tel. (02) 762-9194/5	Fax. (02) 764-0209
대 구 지 점	Tel. (053) 428-2748	Fax. (053) 428-2749
광 주 지 점	Tel. (062) 228-0252	Fax. (062) 228-0251
부 산 지 점	Tel. (051) 893-8989	Fax. (051) 893-8986

www.koonja.co.kr

*파본은 교환하여 드립니다.
*검인은 저자와의 합의 하에 생략합니다.

ISBN 978-89-7089-931-2
정가 13,000원

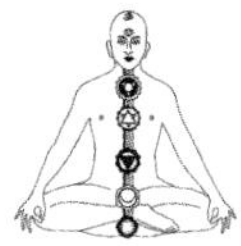

서문

이 책으로 인해 번거로움을 감내해야 함에 드리는 사죄

어줍잖은 언어로 나불대야만 표현되고 인식되는 이 문명세계에게, 일상의 뉴스미디어만으로도 이미 다섯 트럭분 이상의 책에 묻혀 사는 현대인에게, 그리고 이 안 해도 되는 작업을 감행하느라 몸의 감쇠현상을 부추기는 나 자신에게 용서를 구해야만 한다. 그 이유는,

첫째로, 동양사상의 원류로 간주되는 요가를 각기 다른 문명세계에서 태동한 문화의 해석틀로 일치하는 인식을 끌어내기란 쉽지 않다는 점과 더불어 인류보편사적 패러다임이라 단정지을 수 없는 과학[1] 그리고 또 그 과학의 한 갈래인 의학을 수단으로 하여 해석하려는 시도를 참으로 어리석다 생각해도 차마 외면치 못하고 읽어야 하는 독자들에게 못내 안타까운 하소연을 토하지 않을 수 없기 때문이다. 즉 통합적 사고를 요구하는 동양사상을, 오감(五感)을 통한 분석적 사고를 요구하는 과학으로 해석해보려는 의도가 처음부터 모순되는 일일지 모르나 분별(analyzing differentiation) 자체가 통합(integration for the oneness)으로 가는 순환고리의 범주에서 벗어날 수 없다는 확신에서다.

---

1) 원래, 특정 시대·영역의 지배적인 사고이론의 틀이라는 의미를 갖는 패러다임이 현대의 정보기술혁명(information technology revolution)이라는 개념이 부각됨에 따라 패러다임 이동(paradigm shift)이라는 이해가 일반화(PETER F. DRUCKER, POST-CAPITALIST SOCIETY, HarperBusiness, 1994, p.181-182)된 것이기에 과학 자체를 패러다임의 한 유형으로 보는 견해가 어색하게 느껴질지 모르나, 과학도 머지않아 지배적인 사고이론에서 이동(shifting)될 수도 있다고 본다. 그러한 흐름으로, 고전역학으로부터 상대성이론과 양자역학으로 대표되는 새로운 시대의 과학(New Age Science)으로 발상전환이 이루어지고 그것이 다시 과학만능주의에 대한 회의로 동양사상에로의 방향선회를 보이는 신과학운동(New Science Movement)과 같은 변화조짐을 보이는 까닭이다. 이러한 일련의 전환과정이 아직 과학이라는 허울을 벗지 못하고 있으나 탈과학이라는 이동(post-science era)도 가능한 발상이라 믿고 있으므로 과학이 패러다임의 한 유형이라 보는 관점도 전혀 어색한 일이 아니라고 본다.

둘째로, 요가의 의학적 해석을 원어인 범어(Sanskrit)를 통한 이해로 풀지 못하고 중국어(대중적 우위성을 지닌 漢字語)와 영어(現代醫學用語의 일반적 통용어)의 조합으로 구성함에 피할 수 없는 의미의 간극을 인내해야 하는 독자들에게 머리를 조아리지 않을 수 없기 때문이다. 요가를 의학적으로 해석하려면 요가가 태어난 인도의 언어로 풀어 써야 제 맛이 날 것이나 중국 문화권의 영향하에서 전승된 동양사상과, 현대의학을 대변하는 영어문화권에서의 과학사상을 접목시키는 작업이므로 결국 일치하지 않는 부분에 대한 어쩔 수 없는 괴리감 내지는 인식과 표현의 한계[2)]는 읽는 이의 통찰력에

2) 아마도 이 인식과정의 이성적 판단 내지 표현의 한계문제는 수 세기 동안의 논란과 철학적 흐름을 배제한 채로 독단적 언급을 하기엔 너무 당돌하다는 비난을 면키 어렵기 때문에 대표적인 철학사조를 들어 그 어려움을 피력할 수 밖에 없다.

인식론(認識論, epistemology)에 관한 한, 우선 칸트의 『순수이성비판』을 빼놓을 수 없다. 칸트는, 순수이성(純粹理性, pure reason)이 선험적 가상(先驗的 假像, transcendental illusion)을 일으키는 원인을 논증적 추론(論證的 推論, dialectical inferences)에 있다고 보고 합리적인 체 가장된 추론(pseudo-rational inferences)의 형태를 세 가지로 분류하였는데 ① 주체나 영혼의 모든 일반적 표현의 주관적 조건들의 무조건적 통일성(the unconditioned unity of the subjective conditions of all representations in general), ② 현상세계에서의 객관적 조건들의 무조건적 통일성(the unconditioned unity of the objective conditions in the [field of] appearance), ③ 일반적 객체 가능성의 객관적 조건들의 무조건적 통일성(the unconditioned unity of the objective conditions of the possibility of objects in general)이다. 이러한 선험적 논과(先驗的 論過, 先驗的 推論誤謬, transcendental paralogism)는 사유주체의 이념에 관한 일면 만을 보이는 가상을 일으키며, 현상을 객관적으로 통합하는데 이성이 적용돼도 무조건적 통일성의 원리를 설정하려 애쓰다가 모호한 주장을 억지로 그만두려는 모순(contradiction)에 빠지게 되며, 일면 만을 보이는 가상으로부터 비롯되는 가장된 신념(fictitious conviction)을 피할 수 있는 반명제(反命題, antithetic)를 사용해도 회의적인 자포자기(skeptical despair) 등에 빠질 유혹을 받는다고 한다. 그리하여 현상의 통합에 있어서 절대적 전체성(absolute totality)에 관한 한, 모든 선험적 이념에 우주적 개념(cosmical concepts)을 부여하는데 무조건적이라 함은 경험(empirical)을 초월하는 이념(idea)이므로, 이성은 '무조건적인 것이 주어지면 조건들의 총합과 결국은 절대적으로 무조건적인 것도 역시 주어진다'는 원리를 요구한다. 따라서 선험적 이념은 무조건적인 것으로 확장되는 범주이며 종속되는 조건이 연속성(series)으로 구성돼야만 적용될 수 있다. 나아가, 연속성의 종합에 있어, 주어진 현상에 가장 가까이 있는 조건으로부터 더 멀리 지난 조건으로 향하는 것이 역행적 종합(regressive synthesis, 背進的 綜合, retrogressive synthesis)이고 첫 결과로부터 더 먼 결과로 향하는 것이 전진적 종합(progressive synthesis)이다. 고로 우주적 개념은 역행적 종합의 전체성을 다룰 뿐이지 현상세계의 전체성을 전진적 종합으로 제시하는 것은 근거 없고(gratuitous) 불필요한 것이라 한다. 우주의 개념에 흔히 사용되는 직관(直觀)인 두 개의 양자(量子, quantum), 시간과 공간에도 범주를 개념에 일치시키기 위하여 오로지 과거의 시간, 즉 선천적 조건(a priori)만이 선험적 개념을 이룰 수 있다고 본다(Immanuel Kant, CRITIQUE OF PURE REASON, Translated by Norman Kemp Smith, St. Martin's Press, 1965, pp. 384-393).

칸트가 선험적 이념을 관철하기 위하여 도입한 우주적 개념은 시간과 공간이라는 도구를 이용하여 논증(dialectic)이라는 분야에서도 어김없이 정교한 분석적(analytic)인 틀을 적용하고 있음은 과히 작금의 과학발전의 토대 중에 하나를 마련했다는 찬사를 아낄 수 없다. 그러나 동양적 입장에서는 우주(宇宙)적 개념 자체가 전체성(totality or completeness)이므로 역행적 종합과 전진적 종합으로의 분리를 허용치 않는다고 본다. 칸트가 말한 순수이성이 조건연속체의 절대

의지할 수 밖에 없음에서다.

마지막으로, 아무리 고매한 사상이라도 세월이 흘러서든 장소가 바뀌어서든 변형된 형태로의 현재태(現在態)를 현재의 다수가 수정하여 이해하려면 현재 해당지역에서의 해석틀을 이용해야 한다는 생각에서 독자들을 유인하는 또 하나의 작위를 범하는 구실을 붙이지 않을 수 없기 때문이다. 작위(作爲)가 무위(無爲)사상에 반하는 것이 아니라 무위의 최고경지에 이르기 위한 훈련이라는 해석이 옳다면 20세기와 21세기에 걸쳐 한국이라는 시공(時空)에 요가를 보는 관점의 여러 가지 갈래 중의 하나로 노자의 무위(無爲, 道德經 第63章)목적적인 관점이 되거나, 맹자의 사단(四端)과 관련하여 인식세계의 확이충지(擴而充之, 孟子 公孫丑篇)적인 불완전한 궤적이 되거나, 헤겔의 변증법적 정반합(正反合)[3] 과정 중의 편린을 남긴다는 면에서는 죄책감까지는

적인 전체성의 종합을 위해서는 과거시간의 선천적 조건으로 만이 미래가 조건적일 수 있다고 하나, 미래가 과거에 의해 조건적일 뿐만 아니라 과거가 미래에 의해 조건적일 수 있는 순환이라고 생각한다. 예를 들어 유전자 지도(gene mapping)에서 폐암을 유발할 수 있는 유전자라는 현상은 미래에 폐암을 유발하는 조건(the condition)이 되기도 하지만 미래의 폐암은 폐암을 유발하는 현상의 유전자에게 조건적(the conditioned)일 수 있다. 또, 명리학(命理學)에서 말하는 사주팔자(四柱八字)는 출생과 동시에 얻는 연월일시의 현상이 미래의 운명에 조건(the condition)이 되기도 하지만 미래의 운명이라는 귀결(consequence)의 인식이 현상인 지금의 사주팔자에 조건적(the conditioned)일 수 있다는 것이다. 즉 전진적 종합과 역행적 종합의 분리가 아닌 종합의 순환체계(the cyclic system of synthesis)가 동양의 우주적 개념이므로 칸트의 우주적 개념의 인식세계는, 유전자 지도의 대입이라는 측면에선 그 치밀성이 떨어지고 명리학의 대입이라는 측면에선 서양이 미처 동양을 의식하지 못한 그 확장성의 축소라는 의구심을 갖게 하므로 칸트의 순수이성이라는 인식은 18세기의 고전에 머무를 수 밖에 없다는 생각을 하게 된다.

한편, 동양적 인식은 도가도 비상도(道可道 非常道, 道德經 第1章)와 불립문자(不立文字, 祖師禪의 최고경지)가 가장 뚜렷하게 드러난다고 봐도 무리가 없을 것이다. 도(道, the Tao, the way)라는 하나를 설정해 놓고 그 하나의 도를 도라 정의할 수 있다면(定義, can be taoed, defined, described, told, or explained) 이는 더 이상 그 원래의 하나였던 도가 아니다라는 인식론이다. 즉 주체와 객체, 주관과 객관, 또는 자(自)와 타(他)를 각기 하나라는 틀 속의 통합상태에서 분리하거나 묘사하여 그 원래의 하나를 온전하게 인식시킬 수 없다는 의미로, 노자의 인식론은 주관세계와 객관세계가 최고정신실체인 도 안에서 합하여 하나가 된다는 신비주의적 입장(高秀芹 编辑, 中国哲学史, 北京大学出版社, 2001, 73-74页)이며 또한 그의 무명(無名)과 유명(有名)의 가름에서 이름이란 시작에서 비롯되는 것이니 하늘(天)이란 하늘이라 이름을 갖고 땅(地)이란 땅이라 이름을 가지니 하늘과 땅(天地)의 시작은 도로써 생겨난다(있음은 없음에서 생겨난다)는 무명론(無名論)(冯友兰, 中国哲学简史, 北京大学出版社, 2003, 82-84页) 또한 그의 인식세계다.

불립문자(不立文字)는, 선(禪)에서의 진수는 어떤 경전의 문구에 의하지 않고, 마음에서 마음으로 직접 체험에 의해서만 전해진다는 의미로 직지인심(直指人心)과 함께 선의 입장을 나타내는 대표적인 말이다. 이는 표월지(標月指, 달을 가리키는 손가락)의 비유에 잘 나타나 있듯이 진리를 달에 비유한다면 교(敎)는 달을 가리키는 손가락에 지나지 않으며 이에 반해 선(禪)은 달을 직접 체험하는 것이라는 인식론이다.

3) 본디 헤겔은 변증론에서 정반합(정명제-반명제-종합명제, thesis-antithesis-synthesis)이라는 용어를

면할 수 있으나 다만 이 글이 필요치 않을 만큼 높은 경지에 있거나 요가와 의학 이외의 이유에서 마지못해 이 글을 읽어야 하는 경우라면 이 글이 불필요한 작위가 될 수 있음에서다.

응축된 씨앗이 원래 품었던 유전자적 소인을 온전하게 발현하려면 좋은 종자임을 드러내는 것보다 그 씨앗에 맞는 토양이 더 중요할 수 있지만, 싹틀 수 없도록 프로그래밍되지 않았다는 전제하에 이 종자와 토양을 따지는 것이 도치(倒置)됐더라도 서로에게 영향이 없을 수 없으므로 종자가 토양을 요구하는 모양새가 마치 서로 기다렸다는 듯 했으면 하는 바램이다. 그렇다손 치더라도 움트고 자라나서 열매를 맺는 것이 일순간일 수는 없으니 웬 만큼의 인내력을 담보로 하고, 지켜보기에 빤하고 쉬운 과정이라 내동댕이쳐버릴 종자보다 지켜보기가 지루하고 어려워도 움트고 자라는 과정이 신통하여 한 눈 팔다가도 다시 또 찾아볼 수 있는 종자를 택했음을 하세월에 ! 라는 불만 없이 정진(精進)되길 바랄 뿐이다.

어쩌면 이 저술이 역사의 도도한 흐름에 거슬러 오르려는 터무니없는 작업으로 보일 수도 있으나 '동시에 양방향을 지향하지 않는 것이 없다'는 확신과 함께 역행 때문에 순행이 돋보인다는 인식의 단초를 제공하고 싶고 하다못해 오르지 못하고 그 물살에 가냘프게 휩쓸린다 하더라도 포말로 솟구쳐 산화(散華)라도 될 수는 있을 것 같다는 일말의 희망을 버릴 수 없다. 단언컨대 동양학은 대중의 학문이 될 수 없다. 동양의 학문이 서양의 학문에 의해 점령을 당한 이유는 동양학이 너무 어렵기 때문이다. 상대적으로 쉽고 짧은 기간에 단맛을 볼 수 있는 서양학으로 대부분이 몰려간 때문이다. 동양학은 처음부터 높거나 깊게 시작하기 때문에 고수와 하수 간에 차이가 분명하다. 즉 그 관계가 수직적이다. 서양학은 얕게 시작하여 넓게 보기 때문에 끌어안을 수 있는 폭이 크다. 즉 그 관계는 수평적이다. 민주적 수평의 씨줄(緯線)이 그물로서 가닥가닥 제 역할을 하려면 비민주적 수직의

쓰지 않고 대신 immediate-mediate-concrete, abstract-negative-concrete, 또는 abstract-dialectical-speculative 라는 의미의 용어를 사용했으나 이미 칸트가 사용한 용어를 통하여 변증론을 발전시킨 탓에 '헤겔의 정반합'으로 굳어진 것 같다(Frederick G. Weiss, Hegel:The Essential Writings, Harper Torchbooks, 1974, pp.92-102).

날줄(經線)이 제대로 꼿꼿하게 서 있어야 한다. 경(經)을 마지막 자(字)로 하는 책(冊)이 중요한 이유이다.

요가라는 사상의 인식세계에서 수렴(centripetal convergence)과 확산(centrifugal divergence)을 반복하여 궁극에는 수렴인지 확산인지 인식하지 못하는 짠한 한마당을 마련코자 함이 이 글의 목적이다. 그 목적이란 것이 슬프게는 하지만.

丁亥年 孟春之節 碧泉 林容均 조아리다.

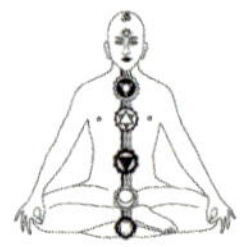

차례

제1부 죽음의 이해: 이해의 힘

제1부
죽음의 이해 : 이해의 힘

제1장 죽음에 대한 가설 I :
죽음은 새로운 삶의 시작이다.

제2장 죽음에 대한 가설 II :
죽음 이전의 삶은 무한대로 늘릴 수 있다.

제3장 죽음의 해석에 대한 물리학과 음양오행의 조우

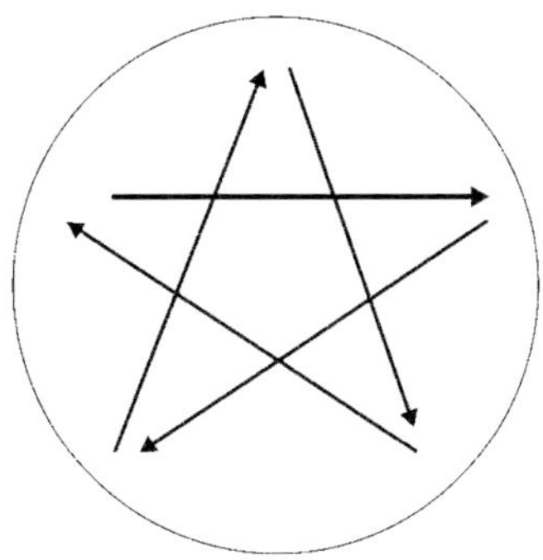

죽음을 완전하게 이해하면 죽지 않을 수 있다. 본디 삶과 죽음은 생명이란 한 개념의 시작과 끝이라는 다른 면의 표현일 뿐 삶과 죽음은 서로 다르지 않다. 태어나는 게 죽는 것의 시작(出生入死)[4]이란 가르침에서 보듯이 삶과 죽음은 본디 같은 것에서 나와 이름만 달리 했을 뿐이다(同出而名异耳/同出而异名).[5] 죽음을 이해하면 적어도 인식체계 내에서는 죽음의 세계를 넘나들 수 있기 때문에 죽음에 대한 두려움을 해소할 수 있고, 죽음을 피하려 억지로 애쓰는 수고를 덜 수 있고, 또한 삶과 죽음이 다르지 않다는 결론에 다다른다. 한 사람이 똑 같은 시간과 공간에서 두 인생을 산다는 가정하에 이것을 이해하고 살았느냐 이해 못하고 살았느냐의 차이는 참으로 크다. 그 차이를 이해의 힘이라 부른다.

조금은 타락한 논리지만, 죽음에 대해 책임을 매개로 한 원인과 결과로 살펴보자. 우리는 매일 몇 번의 살생을 하는지 돌이켜 볼 필요가 있다. 매일 세 끼의 밥상 위엔 쌀과 김치와 고기가 있다. 그것을 먹기 위해 수 많은 벼 포기와 배추 한 포기와 양념을 위한 채소들과 소 한 마리가 살생을 당했음을 상기 해보자. 한 사람이 적어도 하루에 몇 백 개 이상의 생명을 살생하고 있음을 깨닫는다면 어찌 그 한 사람은 천 년 만 년 죽지 않고 살아가길 희망할 수 있겠는가. 한 사람이 살기 위해 먹는 게 원인이 됐다면 죽인 생명이 책임으로 다가오고 그 책임을 지기 위해 본인도 죽을 순번이 됐다는 걸 깨닫는 게 당연한 결과가 될 것이다.

죽음의 당위성과는 별개로 죽음의 본질적 의미는 무엇인가에 의문을 던지지 않을 수 없다. 정작 서문에서 살펴본 인식의 어려움을 염두에 두고도 직관(直觀)적 수사(修辭)를 피할 수 없다. 단, 그 본질적 의미를 캐내는 작업임에도 불구하고 종교적 해석을 배제하려는 의도가 있다. 이 책에서 쓰인

---

4) 老子 著 Arthur Waley 译 Tao Te Ching 道德经, 外语教学与研究出版社, 2003, 106页

5) 高士宗 著 孔国中 方向红 点校, 黄帝内经素问直解, 学苑出版社, 2003, 43页; 老子 著 Arthur Waley 译 Tao Te Ching 道德经, 外语教学与研究出版社, 2003, 2页

모든 용어는 비종교적 언어이고 설사 어느 종교의 용어와 동일한 용어가 튀어나왔다 하더라도 이는 특정 종교의 용어가 아닌 일반 통용어의 의미로 받아들이길 희망한다. 그 이유는 필자가 특정 종교에 대한 지식이 없기도 하거니와 또한 '종교는 하나다'라는 견해에 부합되는 '종교간 일치된 이해'가 부족한 현실 때문이기도 하다.

한편, 죽음을 터부시하여 그 해석을 도외시하였던 의학계와는 달리 본인은 의학적으로 오히려 그 해석을 연장하려는 입장을 취하고자 한다. 안락사[6]와 뇌사[7]의 법적 인정여부는 별도로 하고 세포가 수명을 다하면 의학적으로 죽었다고 판정을 내리고 막을 내린다. 끝(expired, period)! 더 이상의 의미부여 없이 나 몰라라 잊어버리는 인식체계의 저변에는 '현상을 나타나는 그대로만 해석'하는 과학적 사고의 냉정하고도 무정한 책임도 있으며, 아마도 개인주의[8]의 자기중심적 사고 결과, 인간적 연대관계의 단절 책임 탓도 있는 듯 하다. 물론 인간적 연대관계는 사회과학에 책임을 전가할 수도 있지만 개인적인 환자라도 그와 그 주위의 영향하에 놓인 인과관계 요소가 뚜렷하게 드러난다면 그의 죽음에 대한 해석이 묵과될 수 없는 사명이 될 것이다. 이는 어쩌면 시대적인 요청으로 이미 진행과정에 있음에도 불구하고 간과되어 무시된 채로 의학계의 한 구석에 방치되어 있는 과제라 할 수도 있다. 단적으로 유전질환을 예로 들어 보자. 게놈 프로젝트(Human Genome Project)에 의해 밝혀진 유전질환의 진단과 예방 및 치료[9]라는 언급에서 이미 이 환자의 사망 전 소인과 사망후의 자손에게의 영향에 관한 의미가 내포되어 있음을 짐작할 수 있는 것이다. 아직은 일상의 임상에서

---

6) 안락사에 관한 가장 선진적인 법 중의 하나는 미국 오레곤 주의 『존엄사에 관한 법률(The Oregon Death with Dignity, 1994)』이다.

7) 뇌사와 장기이식은 불가분의 관계로 독일의 『장기의 기증, 적출 및 이식에 관한 법률 (Gesetz über die Spende, Entnahme und Übertragung von Organen, 1997)』이 뇌사를 인정하는 추세로의 견인차 역할을 하였다.

8) 개인주의가 자유주의의 태동배경과 관련하여 그 연장선에 있다면 신분제도와 봉건주의의 억압에서 벗어나려는 자유라는 전제하에, 억압으로부터의 탈출이라는 범주를 일탈한 자유의 구가는 이미 그 주장의 의미가 퇴색될 수 있고, 국가나 제도로부터의 약속된 체계를 부정하는 개인주의는 타자와의 관계를 무시하는 만용이 될 수도 있다.

9) Harrison's PRINCIPLES OF INTERNAL MEDICINE Sixteen's edition, 2005 p. 359

그 진단과 예방활동이 미미한 단계지만 자식에게의 조심스런 조언과 교육이 필요함을 피력하고 있음을 본다. 즉 한 사람의 죽음이, 사망의 시점 만을 기술하고 끝내버리는 것이 아니라 사망의 시점에서 과거와 미래로의 양방향 모두의 해석이 필요하게 된다는 것이다. 그래서 의학적 측면 만으로도 죽는 순간으로부터 과거로의 회귀와 미래로 진행하는 영향력을 대변할 가치가 있다고 보는 것이다.

제 1 장

죽음에 대한 가설 I : 죽음은 새로운 삶의 시작이다.

I. 단절이 아닌 순환으로서의 죽음

아인슈타인의 상대성이론하에 사는 시대에 절대성이나 영원성이란 용어를 조심스럽게 사용해야 하듯이, 시공연속체(space-time continuum)에도 영원한 단절(perpetuum interrupted)이 있을 거라는 가정은 조심스럽지 않을 수 없다. 오히려 연속체라는 단어에서 보듯이 연속은 쉼 없이 이어지되 질량이나 에너지의 소실로 소멸(extinction)한다는 말이 옳을 것이고 그 소멸은 아무도 예측 못하는 갑작스러운 것이 아니라 현상과 징후가 맞물려 결과를 예측할 수 있는 상태로 사라졌다가 다시 새로운 형태로 나타나는 순환이 될 것이라 본다.

일단, 삶과 죽음이 순환한다는 가정을 상정하자. 세 개의 순환연속체(그림 1의 ①, ②, ③)로 도식화하여 각 개의 연속체가 어떤 순환을 하는지 살펴보자.

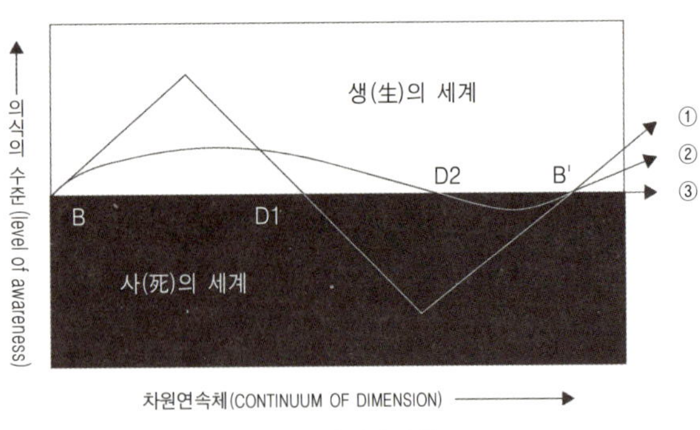

그림 1. 생사의 순환도

① : B에서 태어나 D1에서 죽고 B′ 에서 다시 태어나는 순환

② : B에서 태어나 D2에서 죽고 B′ 에서 다시 태어나는 순환

③ : 생사를 구분할 수 없는 생사간 안정태(interdimensional stabilizee)

①은 보통의 의식세계에선 예상치 못했던 굴곡의 순환을 그린다. 아마도 사고사(事故死)나 돌발사(突發死)로 죽음의 세계로 들었다가(D1) 다시 태어난다(B′)고 할 수 있을 것이다. 그러나 다시 삶의 세계로 태어나는 형태는 본래의 인간의 모습이 아닌 아주 다른 형태의 에너지구조일 수도 있다.

②는 아주 평범한 순환으로 완만한 곡선의 생을 살다가 죽음의 세계로 들고(D2) 다시 완만하면서도 의식의 수준이 아주 낮지 않은 곡선을 그리면서 다시 태어난다(B′). ②가 ①과 다른 점은, 굴곡이 없이 완만한 삶을 살면서 오래 동안 생의 세계에 머물렀다는 것이며 같은 시점에서 다시 태어나도 의식의 수준 면에서 볼 때 사의 세계에서 망각의 세월이 더 깊지 않다는 것이다. 아마도 생의 세계에서 인식하는 장수(長壽)의 미덕에 비유할 수 있을 것이다.

③은 생과 사의 세계 사이에서 아직 방향을 택하지 않은 잠재태(潛在態)로 현상에서 보이지 않는 순환이다. 현상에 나타나지 않으므로 설명할 수 없는데 굳이 비유하자면 현대과학이 규명한 미세구조 중 가장 단순한 구조인 원자(原子)의 중성자(中性子, neutron)로 치자. 전하(방향성)를 띠지 않고 질량만 구성하는 중성자는 핵분열(nuclear fission)을 할 때 방출되면서 핵을 쪼개는 역할을 하고[10] 그 때 에너지를 분출하면서 또 다른 순환을 준비하는 잠재적으로 안정돼 보이는(stabilized) 안정태(stabilizee)인 것이다. 동양적 표현으로 치자면 함이 없으면서 늘 깨어있는 경지라고 볼 수 있다.

II. 에너지보존법칙의 적용

죽음을 맞이하기 전 활발하게 움직이던 생명체로서의 에너지덩어리가 죽는 순간에 그 에너지가 사라진다고 가정할 때 그 에너지는 어디로 갔을까? 여기에 총질량에너지보존법칙[11]을 대입해 보자. 에너지보존법칙은 운동에

---

10) A Dictionary of Physics, Oxford University Press, 2005, p. 354, 346-347

11) Paul Peter Urone, PHYSICS WITH HEALTH SCIENCE APPLICATIONS, JOHN WILEY & SONS, New York, 1986, pp.78-80

너지, 위치에너지, 그리고 비보존에너지(저항력, 마찰력 등)의 총합이 늘 일정하게 보존된다는 원리로 총합의 에너지 중 각 개의 에너지가 변화하더라도 다른 에너지로 변환이 되어 결국 총합의 에너지는 늘 변치 않는다는 것이다. 예를 들어 공중에 떠 있던 공이 지면에 떨어졌을 경우, 공중에 있을 때의 큰 위치에너지가 지면에 닿아 있을 때 작은 위치에너지로 감소하였지만 떨어지는 과정 중 운동에너지와 공기의 저항에 의한 에너지로 변환되었을 뿐 결국 공중에 떠있을 때의 에너지총합(큰 위치에너지)이나 지면에 닿아 있을 때의 에너지총합(감소한 위치에너지+운동에너지+공기저항력)은 같다는 것이다. 이를 생명이라는 에너지덩어리에 적용해 보면 삶을 유지하던 에너지가 죽는 과정 동안 설명할 수 없는 소멸을 하는 것이 아니라 분명 다른 에너지로 변환하는 것임을 여러 과학자들은 관찰하고 있다. 즉 우주라는 한 체계 내에서 한 생명의 죽음이라는 변화가 일어나 에너지가 소실되면 그건 단순히 우주체계 내에서 에너지의 새로운 형태를 취한 것 뿐이다(Physicists have always found that if a change in a system takes place and some energy seems to be missing, it simply has taken on a new form.[12])).

이렇게 밝혀진 사실로부터 우리는 새로운 형태를 취한 변화라는 죽음이 과연 어떤 모습의 에너지덩어리로 새로 태어날까에 의문을 가져야지, 처음으로 돌아가서 과연 다시 태어날까에 의문을 갖는다면 이미 진행되어온 논리에 퇴보를 초래하는 우를 범하게 되는 것이다. 고로 물리학적으로도 죽음이란 끝이라는 종말이 아니라 또 다른 의미의 시작이라는 순환론을 견지할 수 있는 것이다.

---

12) Karen Cummings, Priscilla Laws, Edward Redish, Patrick Cooney, UNDERSTANDING PHYSICS, John Wiley & Sons, Inc. 2004, P.278

III. 죽음에 대한 오행의 순환론적 해석

1. 음양오행을 다시 돌아봄

적어도 한자문화권 내에서 생활하는 사람이라면 누구나 음양(陰陽)과 오행(五行)에 의거한 사고를 경험하지 않은 경우는 없을 것이다. 따지고 보면 음양에 해당하지 않는 것이라곤 태초의 하나(太極一氣, the oneness or wholeness from the beginning)밖에 없다.[13] 우리 몸에 이미 내재돼 있는 음양오행적 사고를 다시 끄집어내 과학과 접목시켜보려는 시도이다.

목성(木星, 歲星, Jupiter), 화성(火星, 熒惑星, Mars), 토성(土星, 鎭星, Saturn), 금성(金星, 太白星, Venus), 수성(水星, 辰星, Mercury)은 각기 다른 기운을 갖고 있을 것이다. 물론 태양계를 쉽게 암기하는 수, 금, 지, 화, 목, 토, 천, 해, 명에서의 천왕성, 해왕성, 명왕성은 제외됐지만 지구에 영향을

13) 음양은 반대개념을 적용하는 비교적 쉬운 과정이나 오행은 상생상극을 적용하는 비교적 복잡한 과정이다. 따라서 오행을 일목요연하게 정리한 책이 있어 일부 오타를 수정하여 옮겨놓는다.

	Wood	Fire	Earth	Metal	Water
Direction	East	South	Central	West	North
Season	Spring	Summer	Late summer	Autumn	Winter
Weather	Wind	Heat	Damp	Dryness	Cold
Planet	Sui/ Jupiter	Yinghuo/ Mars	Zhen/ Saturn	Taibai/ Venus	Chen/ Mercury
Numerology	3+5=8	2+5=7	5+5 =10	4+5=9	1+5=6
Natural element	Tree/ Grass	Fire	Dirt/ Earth	Metal	Water
Animal	Chicken	Goat	Cow	Horse	Pig
Cereal/grain	Wheat	Corn	Rye	Rice	Bean
Musical note	Jiao/Lute	Zhi/Pipe organ	Gong/Drum	Shang/Resonant	Yu/Stringed
Color	Green	Red	Yellow	White	Black
Flavor	Sour	Bitter	Sweet	Pungent	Salty
Smell	Urine	Scorched	Fragrant	Fishy	Rotten
Zang organ	Liver	Heart	Pancreas	Lung	Kidney
Orifice	Eye	Ear	Mouth	Nose	Anus/urethra
Body part	Tendon/ligament	Vessel	Muscle/flesh	Skin/hair	Bone/marrow
Sound	Shout	Laughter	Singing/melodic	Crying/weeping	Moaning
Emotion	Anger	Joy	Distress/worry	Grief/sadness	Fear
Pathological action	Clench fist spasm	Anxious look	Spitting	Cough	Shivering
Location	Neck/head	Chest/rib	Midback	Shoulder/upper back	Low back Hip/limb
Spirit	Hun/soul	Shen/spirit	Yi/logic	Po/courage	Zhi/will

(MAOSHING NI, Ph.D., THE YELLOW EMPEROR'S CLASSIC OF MEDICINE: A NEW TRANSLATION OF THE NEIJING SUWEN WITH COMMENTARY, SHAMBHALA, 1995, p.16)

미치기 가장 어려운 먼 별이라는 이유로 제외됐음을 일주일의 요일에서도 찾을 수 있다. 일요일(陽), 월요일(陰), 화요일(화성), 수요일(수성), 목요일(목성), 금요일(금성), 토요일(토성)에서도 음양오행으로 일곱 날 만 존재하지 천왕성, 해왕성, 명왕성은 역시 제외돼 있다. 늘여 생각하여 천왕성, 해왕성, 명왕성을 포함하여 오행이 아닌 팔행으로 구성하면 더 정밀할 것이라는 추측도 가능하지만 이분법, 좌우익 또는 흑백논리라는 간단한 구조로도 수 세기의 논란을 해결하지 못한 인간인식의 한계를 오행으로 부족하여 팔행으로 늘려 잡는다고 오만을 부리면 과욕이라는 생각도 든다.

태양계의 상(象)이 목성, 화성, 토성, 금성, 수성이라면 지구에서의 형(形)은 나무(木), 불(火), 흙(土), 쇠(金), 물(水)이 되어 각 기의 속성을 대변한다. 하여 그 순서대로 낳는데 이를 상생(相生)이라 하니 곧 큰 숲에서 나무끼리 비벼대다 불이 나고(木生火), 불 난 숲이 재가 되어 땅으로 모이면 흙이 되고(火生土), 흙이 굳어 광물이 되면 쇠가 되고(土生金), 쇠가 차가워져 물이 맺히거나 뜨거워져 쇠물이 되고(金生水), 물이 다시 나무의 씨앗을 움트게 한다(水生木). 상극(相剋)은 서로 마주할 때 이기는 것을 말하는데 나무는 흙에 뿌리를 박을 수 있고(木剋土), 흙은 물을 담거나 흡수할 수 있고(土剋水), 물은 불을 끌 수 있고(水剋火), 불은 쇠를 녹일 수 있고(火剋金), 쇠는 나무를 벨 수 있다(金剋木). 도식화하면 다음(그림 2)과 같다.

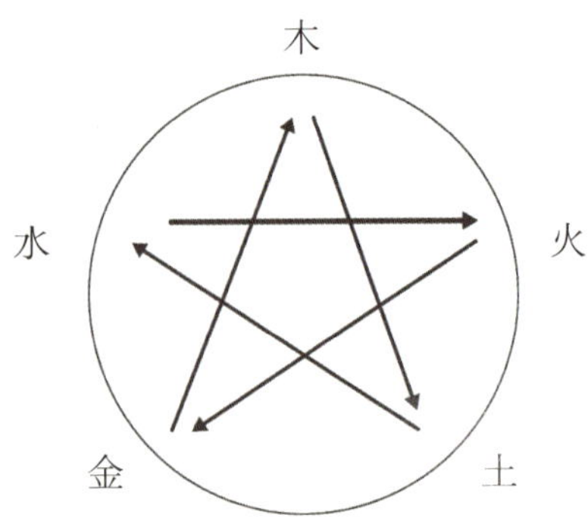

그림 2. 오행(五行)의 상생(相生)과 상극(相剋)

2. 죽음의 순환론

목(木)은 화(火)를 생(生)하면 화가 목의 상극인 금을 극해주고, 다시 화(火)가 토(土)를 생하면 토가 화의 상극인 수를 극해주고, 다시 토(土)가 금(金)을 생하면 금이 토의 상극인 목을 극해주니 그 관계를 가계에 비유하면 결국 증조부(그림 2의 木)는 고손자(그림 2의 水)의 탄생을 위하여 증손자(그림 2의 金)에게 희생을 당하는 꼴로 설명될 수 있다. 사람의 수명을 길게 잡아 육십갑자(六十甲子)의 두 배인 120세[14)]로 잡아도 한 세대가 30년이면 증손자의 탄생시기가 이미 90세 가량이고 증손자가 고손자를 낳아 기르는 시기는 120세에 닿았으니 고손자(水)가 나(木)를 생해준다는 약속체계를 믿고 잠시 생의 세계에서 사의 세계로 퇴장을 하는 것이다.

14) 『황제내경(黃帝內經素問)』의 표현에 의하면 "아주 먼 옛날에는 나이가 백 살이 돼도 동작이 약해지지 않았는데(上古之人, 春秋皆度百岁, 而动作不衰)" "도를 닦으면 백 살이 되어 몸은 나이가 들어도 아이를 낳을 수 있다(夫道者, 年皆百数, 身年虽寿, 能生子也)" 등에서 100세는 아주 보편적인 수명의 단위로 인식하고 있다. 더 나아가 육십갑자(六十甲子)를 통해 사색해 보자니 갑자, 을축, 병인, 정묘,…임술, 계해까지의 60년 말고도 또 다른 60년을 합해 120년이 이상적인 인간수명으로 보는데 그 근거는 다음과 같다. 천간(天干)은 10개(갑, 을, 병, 정, 무, 기, 경, 신, 임 계)이고 지지(地支)는 12개(자, 축, 인, 묘, 진, 사, 오, 미, 신, 유, 술, 해)이므로 그 조합은 10 x 12= 120이 된다. 그러나 60갑자의 구성은, 천간이 양간(陽干)인 경우 지지도 양지(陽支)와만 그리고 음간(陰干)인 경우 음지(陰支)와만 짝을 이루므로 갑자, 갑인년은 있어도 갑축, 갑묘년은 짝질 수 없게 분획된 구조로 이루어져 실제로는 10 x 12 / 2= 60 이 된다. 이를 두고 다시 시작하는 갑자(甲子, 61세)를 환갑(還甲)이라 축하하게 된다. 그러면 61세부터 120세까지는 무엇을 근거로 해야 하는가? 애초부터 구성이 불가능했던 갑축, 을인, 병묘, 정진,…의 또 다른 60조합에 근거를 두어야 한다고 본다. 이는 표현이 가능했던 60년(陽의 육십갑자)의 대비로 표현이 불가능했던 60년(陰의 육십갑축), 즉 물리학에서의 위치에너지와 같은 잠재력의 60년이 되는 것이다. 즉 120년을 살아야만 환갑마저도 양면(음양)을 다 둘러봤다고 자신 있게 말할 수 있는 것이다.

제2장

죽음에 대한 가설 II : 죽음 이전의 삶은 무한대로 늘릴 수 있다.

I. 결과가 아닌 과정으로서의 죽음

죽음을 맞이한다는 의미의 임종(臨終)이란 시점을 정함에 있어서, 숨을 헐떡이며 유언을 하는 광경으로부터 임종이 시작된다는 정의를 확대하여 탄생 이후 생체 에너지를 소비하며 죽음을 향해 나아가는 삶 자체가 임종이라 늘여 잡는다면 죽음은 결과(consequence)가 아니라 과정(process)이다.

결과는 한 대상에 대해 고정된 인식을 요구하는 반면, 과정은 방향성을 갖는 동적인 인식을 필요로 한다. 그 방향성이란 앞으로 논의될 차원(次元, dimension)의 해석과 연관하여 암시하자면, 앞서면서 뒤를 보고, 뒷걸음질하면서 앞을 보고, 왼걸음하면서 오른쪽을 보고, 오르면서 아래를 보고, 내리면서 위를 보는, 즉 양방향을 향하는 과정이다. 앞서 걸어가는 시점에서 먼저 걸어왔던 걸음을 인식하지 못한다면 다리의 존재를 의식하지 못하여 풀썩 주저앉거나 날아왔다는 착각으로 날아보려는 허상을 잡아 더 앞으로의 진행을 못할 것이기 때문이다.

죽음이 삶의 과정과 다르지 않은 과정이라 확고하게 인식한다면 그 과정에서 이루어지는 스펙트럼을 연출하려는 노력이 가미될 것이고 그 노력이 이루어지는 장(場)을 펼쳐놓고 관찰해 볼 필요가 있다.

II. 그레이 스케일(gray scale)의 적용

현실의 생의 세계에서 두려워하여 피해보려는 죽음은 120년이란 수명으로 고정된 시점에서 반드시 맞이해야 하는 법칙일까? 그리고 그 120년은 누구에게나 똑 같이 주어진 세월일까? 그렇지 않다. 단지 문명세계의 약속체계로 만들어진 시계와 달력에 주어진 시간일 뿐 시간을 인식하는 주체에 따라 120년이 1년이 될 수도 있고 무한(無限)시간이 될 수도 있다. 이는 특수상대성이론이 말하는 시공에서의 움직임이 다르면 시간의 흐름이 다르다는 원리와는 다른 차원의 논의이다. 누구나 생의 세계에서의 수명(life span)을 무한시간으로 늘려보려는 욕구가 있다면 그것이 가능하다는 가정을 설정해보자.

그림 3-〈가〉. 흑과 백

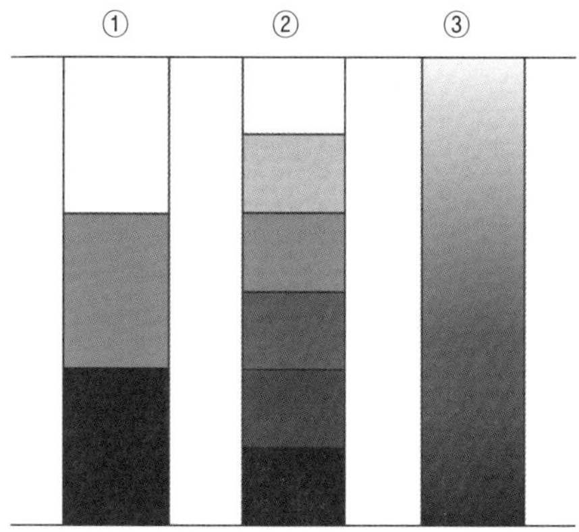

그림 3-〈나〉. 그레이 스케일의 우열(優劣)

그림 3-〈가〉-①: 상단과 하단의 구별이 필요 없는 흑색
그림 3-〈가〉-②: 상단과 하단의 구별이 필요 없는 백색
그림 3-〈나〉-①: 상단과 하단 사이의 과정이 3요소로 구성된 그레이 스케일
그림 3-〈나〉-②: 상단과 하단 사이의 과정이 6요소로 구성된 그레이 스케일
그림 3-〈나〉-③: 상단과 하단 사이의 과정이 무한요소로 구성된 그레이 스케일

그림 3-<나>에서 상단과 하단의 명명은 백(白)과 흑(黑), 팽창과 수축, 천(天)과 지(地), 양(陽)과 음(陰), 들숨과 날숨 등 반대개념의 어느 것이라도 가능하지만 여기서는 죽음에 관해 논하고 있으므로 생과 사의 120년 수명이라 치자.

그림 3-<가>의 ①은 처음과 끝이 같은 무(無)의 생애이다. 처음부터 끝까지 같다는 것은 움직임 없는 정지태(停止態)이므로 호흡과 관련시키면 막 죽음으로 든 폐(肺)로 들숨과 날숨이 없는 기관지대롱과 폐포풍선 상태의

지속이고, 삶 과정에서의 소유욕(所有慾)과 관련시키면 태어날 때부터 죽을 때까지의 무소유의 지속 상태다. 그림 3-<가>의 ②는 처음과 끝이 같은 유(有)의 생애이다. 역시 움직임 없는 정지태로 호흡과 관련시키면 태아의 폐로서 공기가 아닌 양수(羊水)가 차 있는 폐포 상태의 지속이고,[15] 소유욕과 관련시키면 천연식량이 풍부하여 남자의 노동력이 필요 없어 모계사회를 유지하던 원시공산사회[16]의 소유의지와 관계없이 소유가 지속되는 상태라고 볼 수 있다.

그림 3-<나>의 ①은 태어나면서 죽는 날까지 조악한 스펙트럼을 갖는 아주 열등한 그레이 스케일로서 사의 세계에 드는 날까지 저등한 인식수준에 머무르는 생애이다. 호흡에 연관시키면 미성숙 상태이거나 병든 폐로 산소와 이산화탄소의 교환이 원활치 않아 평생 숨가빠하다가 갑자기 기능이 정지되는 형태이다. 그림 3-<나>의 ②는 ①보다 배가된 스펙트럼을 갖는 보통의 그레이 스케일로서 보통의 인식수준과 보통의 임종을 맞이하는 생애이다. 폐 역시 특별한 질병 없이 그리고 특별한 호흡훈련 없이 보통수준의 기능을 유지하다가 정지되는 형태이다. 그림 3-<나>의 ③은 그 스펙트럼을 무한대로 확장한 아주 우수한 그레이 스케일로서 생과 사의 120년이란 한정된 시간을 시간의 흐름 조차 인식 못할 정도로 무한정 늘여 잡은 생애이다. 폐로 얘기하면 들숨과 날숨을 구분 조차 못할 정도로 점진적 호흡(infinitely graded extension of respiration)을 하여 폐포의 팽창과 수축의 폭을 무한대로 설정한 형태이다.

여기서의 관심은 그림 3-<나>의 ③에 집중되므로 좀 더 부연할 필요가 있다. 120년이란 한정된 시간을 그 세월의 과정 내에서도 무한시간으로 확장할 수 있다는 주장은, 인류가 공통적으로 향유하고 있는 문화와 문명의

15) 태아는 자궁 내에서도 호흡운동을 하지만(Williams Obstetrics, Sixteenth Edition, APPLETON-CENTURY-CROFTS, 1980, p.473) 폐포로의 양수유입과 유출은 결국 공기로 메워진 기도(氣道)가 아닌 물의 충만이라는 면에서 유(有)의 상태이며 정지상태라고 보았다.

16) Eleanor Burke Leacock, The origin of the family, private property and the state, by Frederick Engels, INTERNATIONAL PUBLISHERS, 1993, p.18

약속체계를 초월한 인식의 확장이 확보돼야만 가능하다. 이를 숫자로 표현하면, 현실세계의 약속된 수명시간체계를 120년으로 하여

1 ⟶ 120 이 되나

약속된 시간체계를 초월한 인식의 확장이 이루어진다면 그 스펙트럼을

1 ⟶ ∞(무한대)로

확장하여 둘을 겹쳐놓으면 120년이란 한정된 수명을 무한대의 세월로 늘릴 수 있다. 문명이 정해놓은 약속된 체계의 공통분모는 보편성을 토대로 한 조잡한 잣대이고 그 체계를 초월한 인식의 세계는 보다 정교하지만 눈금이 보이지 않는 무한의 잣대이다. 즉 문명세계의 양자(量子, quantum)는 거칠고 성긴 눈금(already named)이지만 문명초월세계의 법칙은 무한(not named yet)하여 이루 다 헤아릴 수 없는 것이다. 기실 음양오행을 적용해도 음양과 목화토금수 사이의 원리가 더 많고, 알려진 병보다 알려지지 않은 병이 더 많고, 법으로 규제할 수 있는 사회현상보다 규제할 수 없는 사회현상이 더 많은 것이다. 그렇기 때문에 고래(古來)로 겸손을 미덕으로 삼게 되었으며 그 겸손 속에서 끊임없이 인식의 확장을 위한 수도(修道)가 강조된 것이다. 결국 죽음을 맞이하기 전에 인식(認識[17])의 스펙트럼을 무한대로 끌어올리는 수련을 완성했다면 그는 죽지 않는다는 결론을 내릴 수 있다.

---

17) 여기서 '문명세계'와 '문명초월의 인식세계'가 대비가 되는 개념일 수도 있다는 걸 짚고 넘어가야 할 것 같다.

문명(文明)이란 여럿이 사는 사회의 의사소통을 위한 약속체계를 정하는 바니 글과 법을 만들고, 수와 도량형을 정하고, 의복/수레바퀴의 규격/화폐단위를 택하는 등의 일이다. 중국에서는 모계사회를 부계사회로 정립하고, 동양의학의 바이블인『황제내경(黃帝內經)』의 주인공인 황제(黃帝, 軒轅)를 중국문명의 시조(初祖, 中国文明的奠基人之一)라고 칭한다(陈建魁 王大良 著 中华姓氏通史 : 林姓, 东方出版社, 2002, 16-17页).

안다(知, 識)라는 것은 화살(矢)이 들어가는 구멍(口), 또는 말(言)로써 규칙 있는 소리(音, 규칙 없는 소리는 聲)를 통해 과녁을 찌름(戈)의 뜻으로 대상을 꿰뚫어 보고 표현할 수 있음(노자의 道可道)을 의미한다. 그러나 인(認)과 식(識)을 붙여놓으면 의미가 달라진다. 말(言)로는 참아(차마, 忍) 표현할 수 없는 앎(識)의 뜻(노자의 非常道)이 되어 대상을 꿰뚫어 보긴 했으나 표현할 수 없음을 의미한다. 서양의 인식론은 흔히 epistemology라고 번역되는데 epi-(外)는 endo-(內)의 반대 접두어이고 stem(幹, 뿌리)는 조상(祖上)을 의미하고 -ology는 학(學)을 뜻하므로 피상적인 현상의 궁극적인 연원을 찾는 학문이 된다.

따라서 인식은 문명 이상의 것을 요구한다. 때론 반대 개념으로 맞설 수도 있는데 문명은 보이지 않는 것을 드러내려는 노력이고, 인식은 드러난 것을 보이지 않는 곳까지 꿰뚫어보려는 노력이란 면에서 그렇다.

III. 음양오행의 단계적 변환에 의한 죽음의 해석

사계절을 편의상 봄이 음력 1월(寅)/2월(卯)/3월(辰)이고, 여름이 음력 4월(巳)/5월(午)/6월(未)이고, 가을이 음력 7월(申)/8월(酉)/9월(戌)이고, 겨울이 음력 10월(亥)/11월(子)/12월(丑)이라 할 때 각 절기가 바뀌는 기준점을 어떻게 정할까? 3월 말일은 봄이고 4월 초하루는 여름일까? 3월 말일은 따뜻하고 4월 초하루는 더울까? 그렇지 않다. 변화는 불가사의하게 갑자기 나타나는 것이 아니라 앞의 영향을 받고 뒤로 영향을 주는 과정이기 때문이다.

계절(季節)이란 월 단위로 봐서는 4계8절의 12개월이어야 정확한 용어이다. 왜냐면 봄은 寅月(1월, 孟春之節)/卯月(2월, 仲春之節)/辰月(3월, 季春之節)이고, 여름은 巳月(4월, 孟夏之節)/午月(5월, 仲夏之節)/未月(6월, 季夏之節)이고, 가을은 申月(7월, 孟秋之節)/酉月(8월, 仲秋之節)/戌月(9월, 季秋之節)이고, 겨울은 亥月(10월, 孟冬之節)/子月(11월, 仲冬之節)/丑月(12월, 季冬之節)이기 때문에 孟仲月은 8개월이고 季月은 4개월이다. 고로 季月은 사시(四時, 춘하추동)의 끝에 붙어 앞 절기의 여운을 안고 다음 절기로 바뀌는 천이과정(遷移過程, transition)으로서의 역할을 한다.

오행으로 보면 木은 寅卯月, 火는 巳午月, 土는 辰戌丑未月, 金은 申酉月, 水는 亥子月이기 때문에 寅卯(木)가 巳午(火)로 변환(transformation)하는 데는 辰土가 천이(transition)를 돕고, 巳午(火)가 申酉(金)로 변환하는 데는 未土가 천이를 돕고, 申酉(金)가 亥子(水)로 변환하는 데는 戌土가 천이를 돕고, 亥子(水)가 寅卯(木)으로 변환하는 데는 丑土가 천이를 도와 변환하는 과정의 과도기 역할을 한다.

좀 더 깊이 들어가 보자. 사시(춘하추동)뿐 만 아니라 각 월 별로도 이행하는 과도기가 있다. 12지지(地支)는 각 기 10천간(天干) 중의 기운을 함장(含藏)하고 있는데 이를 지장간(地藏干)이라 하며 각 월이 지닌 지장간은 寅月-戊/丙/甲, 卯月-甲/乙, 辰月-乙/癸/戊, 巳月-戊/庚/丙, 午月-丙/己/丁, 未

月-丁/乙/己, 申月-戊己(子平眞詮評註 2005, 四四에는 己가 없음) /壬/庚, 酉月-庚/辛, 戌月-辛/丁/戊, 亥月-戊/甲/壬, 子月-壬/癸, 丑月-癸/辛/己인데 여기서 초기(初氣)/중기(中氣)/정기(正氣)의 구조로 각 월의 초기는 전 월의 정기를 따르고, 각 월의 정기는 다음 월의 초기를 결정해주는 것을 볼 수 있다. 그러므로 월(月)도 전과 후의 영향력을 받고 주면서 이행하는 과정이 있음을 볼 수 있다. 지장간을 시간에 적용하면 역시 자시(子時, 23-1시), 축시(丑時, 1-3시), 인시(寅時, 3-5시), 묘시(卯時, 5-7시), 진시(辰時, 7-9시), 사시(巳時, 9-11시), 오시(午時, 11-13시), 미시(未時, 13-15), 신시(申時, 15-17시), 유시(酉時, 17-19시), 술시(戌時, 19-21시), 해시(亥時, 21-23시)에도 각 시에 앞뒤로 맞물려 있음을 알 수 있다.

하물며 삼라만상 중 인간의 가장 관심 있는 것 중의 하나인 죽음에서 과정이 없으랴! 그 과정을 늘려 잡아 가파르던 계단을 완만하게 해 주는 단계를 암시해 보자.

목 목 목 목 목…화…토…금…수… 화 토 금 수 화

… 토… 금… 수… 화 토 금

수 화… 토… 금… 수…

인간이 문명세계에 태어났다는 원죄(原罪)때문에 문명이 준 약속을 기준으로 인식의 단계를 되짚어갈 수 밖에 없다. 그게 앞으로 가는 건지 뒤로 가는 건지 알 수 없는 단계까지.

제3장
죽음의 해석에 대한 물리학과 음양오행의 조우

I. 과학적 표현의 배타성과 동양사상의 포괄성에 대한 문제

1. 과학적 표현의 배타성

흔히 우스개말로 고장나 멈춰진 시계는 하루 중 두 번은 정확하게 시간을 맞힌다고 한다. 과학이 자부심을 갖는 이유 중의 하나는 구체적 대상을 적시하는 기준과 그 대상을 기술하는 기준의 정밀성(precision)에 있다. 그 정밀성을 유지하기 위해서는 대상(對象)을 기술할 때 그 대상의 내포(內包)만으로 묘사해야지 그 대상의 외연(外延)까지 포함시켜 묘사하면 그 대상은 부풀려진 두리뭉실한 정의(定義)가 돼버리고 과학으로서의 존립가치인 정밀성에 치명상을 입게 된다. 고로 과학이 두려워하는 것은 한 대상의 정의에 있어서 그 대상 이상의 것이 포함된 정의를 할까 하는 것이다. 따라서 그 대상의 내포의 한계점에 다다를수록 망설이며 주저할 수 밖에 없는 형편이다.

이를 수학적으로 표현하면, 한 대상을 미분(differential)하여 다시 적분(integral)하면 원래의 그 대상과 일치할 것이라는 이론하에 미분을 해보지만 그 미분의 원리가 처음부터 모순으로 시작된 경우는 '미분 전의 대상'과 '미분 후 다시 적분한 대상'은 전혀 다른 모습으로 나타날 수 있는 것이다(그림 4).

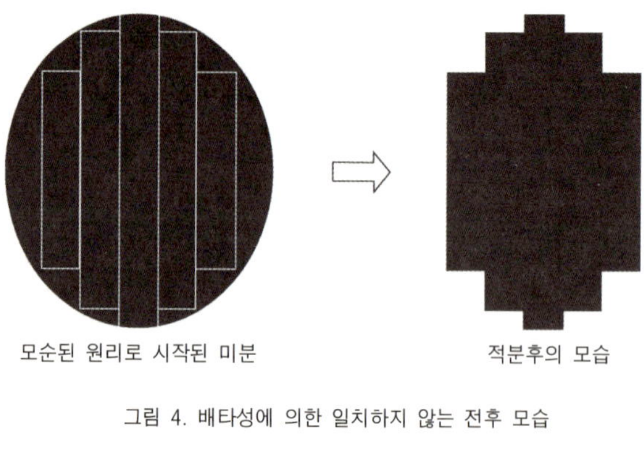

그림 4. 배타성에 의한 일치하지 않는 전후 모습

그림 4로 지적하고자 하는 바는 곡선인 호(弧, arc)를 직선으로 자를 수 없으므로 종국의 호의 점과 직선의 점으로 만나지 않는 한 결국 미분 후 적분된 모습은 호가 그리는 가장자리는 제외된 채로 나타난다. 이를 편의상 과학적 표현의 배타성(exclusiveness)이라 부른다.

그 배타성은 학문 자체의 모습이 아닌 학문의 계통에서도 적용되는데 인문과학, 사회과학, 응용과학(의학)은 순수자연과학에 비해 하나의 커다란 이데올로기를 품고 있으니 그것이 바로 인간중심, 더 나아가 인간이기적인 점이라는 것이다. 어쩌면 우주의 입장에서 보면 인간중심의 사회과학이나 인문과학은 공해일 따름이다. 우주의 구성과 원리가 인간 만으로 이루어진 것이 아니라면 인간을 위한 학문은 인간 이외의 주체에겐 적대적 학문이 될 수 있다는 역지사지가 가능하다. 단언할 수 없지만 순수자연과학이라도 그 태동배경과 관련하여 얼마나 순수한지는 의문으로 남겨두고자 한다. 고로 작금의 과학이 그 배타성이란 속성으로 인하여 오만으로 치닫는 경과를 반성해 볼 여지가 있다고 본다.

2. 동양학적 표현의 포괄성

과학이 보는 동양학은 고장난 시계다. 하루에 두 번은 정확하게 시간을 맞춰도 그 기능을 인정해 줄 수 없는 조롱거리가 됨은 과학이 정밀성을 무기로 그 두리뭉실하다는 직관(直觀, intuition)적 표현을 배척하기 때문이다. 동양문헌에서 흔히 쓰이는 비유예증(比喻例證, aphorism, allusion, illustration)이나 암시(暗示, suggestiveness)는 서양철학이 추구하는 또렷함(明晰, articulateness)과는 거리가 먼데 그 이유는 물론 동양철학가가 직업적이지 않은 면도 있지만 더욱 중요한 점은 추구하는 예술적 이상이 산문(散文)이 되기보다는 시가(詩歌)가 되길 바랐던 때문이다[18]. 이를 그림으로 표현하면 다음과 같다.

---

[18] 冯友兰, 中国哲学简史, 北京大学出版社, 2003, 10-11页; FUNG YU-LAN, A SHORT HISTORY OF CHINESE PHILOSOPHY: A Systematic Account of Chinese Thought From Its Origins to the Present Day, 1976, pp.11-12

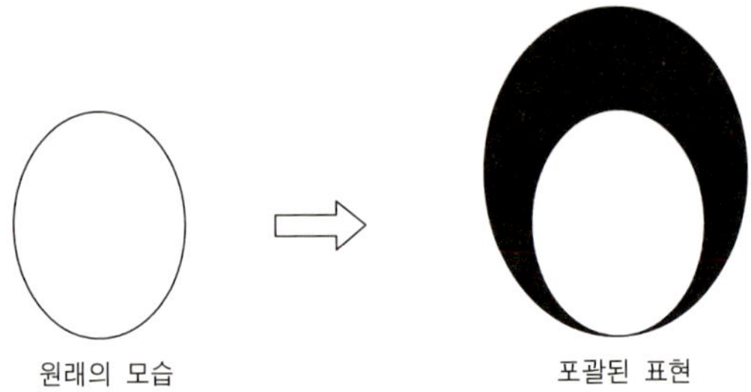

그림 5. 포괄성에 의한 일치하지 않는 전후 모습

물론 산문보다는 시가를 선호했던 이유가 채우기보다는 비우기(서문에서 언급했던 道可道非常道와 不立文字)가 더 정확하다는 의도와 관련이 있고, 고장난 듯이 보이는 시계가 도력(道力)을 부린다면 하루에 두 번 만 정확한 것이 아니라, 한 시간에 한 번씩 시계침을 한 시간 진행시켜 놓으면 24번의 정확성을 유지할 수 있다고 믿는 터이기도 하다. 그러나 그 정확성의 유지를 위한 인식의 확장이 원래의 모습 이상으로 확대되어 표현됨을 동양적 표현의 포괄성(inclusiveness)이라 부른다.

죽음과 관련한 인식의 문제에서 과학적 표현의 배타성이나 동양학적 표현의 포괄성은 모두 인식의 일치를 위해서는 경계해야 할 대상이다. 앞으로 진행시켜야 할 과학과 동양학의 접목을 위한 논의가 칸트가 말하는 반명제(antithesis)를 이용했다는 의심을 떨치기 위해서도 미리 언급해야 할 선결요소이기도 하다. 즉, 과학의 배타성이 진행시켜온 내포의 최대치와 동양학의 포괄성이 심어놓은 외연의 최소치가 마주하여 일치되는 순간까지 노력해야 할 과제이다.

II. 물리학적 차원(次元)의 음양오행적 해석

삶과 죽음을 해석하는데 흔히 등장하는 소재는 우주론이고 우주를 해석하는데 끌어들이는 요소가 시공(時空, spacetime)이다. 물리학적으로 시공은 한 차원으로 명명할 때 4차원과 3차원이고, 동양학에서는 천간(天干)이 공

(空)이며 지지(地支)가 시(時)이다. 물리학적 차원은 선이 1차원이고 면이 2차원이고 공간이 3차원이고 시간을 4차원이라 하며 4차원에 한 가지 차원을 더하면 5차원이 된다는 뜻에서 물리학적 차원은 그 수로 누적돼감을 알 수 있다. 반면 음양오행은 천간의 목(甲乙), 화(丙丁), 토(戊己), 금(庚辛), 수(壬癸)와 지지의 목(寅卯), 화(巳午), 토(辰戌丑未), 금(申酉), 수(亥子)의 틀 속에서 수많은 조합의 변화를 이룰 망정 새로 명명되는 누적을 거부하고 고정된 틀 속에서 해석되는 특징을 갖는다. 이러한 해석틀의 차이에도 불구하고 물리학적 차원의 구성과 음양오행의 변화가 밀접한 관련성이 있다면 죽음의 해석에 있어서도 일치되는 인식의 접점이 모색되리라는 기대를 해본다. 각 개의 차원이 오행의 해석과 관련이 있음을 밝히는 것 자체가 죽음의 해석과는 연관성이 없으나 전체적인 관련성의 해석상 일치가 우주론에 근접하는 성과가 있다면 삶과 죽음의 해석은 그 안에서 힌트를 얻을 수 있을 것이라는 의미에서 하는 접근이다.

1. 일차원: 오행의 목(木)

수학적으로 두 점의 연결인 선(線)을 일차원(one dimension)이라 한다. 그러나 출발점이 설정되고 그 점으로부터 양방향으로 향할 수 있다는 가정에선 세 점이 모여야 선이 완성된다. 즉 선은 기존의 일차원(one dimension)이란 표현 이외에 삼점차원(三點次元, three-points dimension)이라 할 수도 있다. 이는 에너지 면에서 움직임 없는 위치에너지가 표현될 수 있듯이 실제로 향하는 방향뿐 만 아니라 잠재적으로 향할 수 있는 방향까지 설정한다는 면에서 그렇다. 결국 삼(3)이라는 숫자는 목(木)의 숫자와 일치한다.

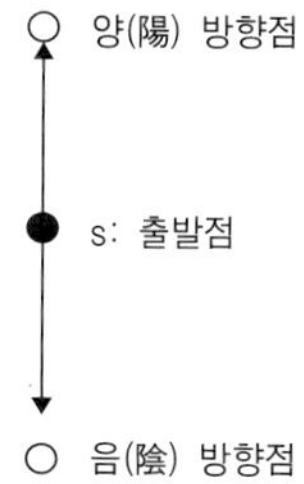

그림 6. 일차원의 3점차원성과 목성(木性)

나무는 뿌리(根)가 아래로 자라고 줄기(幹)는 위로 자란다. 그러나 나무를 뿌리와 줄기로만 이루어진 두 점의 연결선(線)으로 정의하면 땅에 박힌 콘크리트 전봇대도 나무로 명명하는 오류를 범할 수 있다. 즉 몸통(중심부 또는 핵심부)을 부여하는 나무라야 제대로 다른 선과 분별할 수 있는 정의가 된다.

그림 6의 출발점(s)은 아인슈타인의 특수상대성 이론에서 설명하는 관찰자의 위치[19]라도 좋고 양방향의 객체로 향하는 주체성을 가진 시작점이라도 좋다. 물론 한 개의 선은 빛의 속도와 시간 개념이 배제된 차원이지만 가시광선이란 빛을 이용하여 선이라고 인식하는 뇌의 세계에서는 관찰자의 위치가 정해지지 않은 선은 인식의 오류를 범할 수 있는 공허한 관념에 불과하다. 또한 이 우주의 선으로 표현되는 그 어느 것도 주체적 인식이 배제된 선이라면 생명(life span)이란 유한성을 부정하므로 상대성이 아닌 절대성의 표상이 되고 객체와의 관련성을 결부시킬 수 없는, 즉 선과 선의 만남으로 이루어진다는 이차원을 형성하는 '만남'을 이룰 수 없다. 즉 일차원이 다른 일차원을 만나 이차원이 된다는 명제의 만남고리를 형성하지 못해 이차원이 될 수 없다는 결과를 낳는다.

2. 이차원: 오행의 화(火)

선과 선이 만나 면을 이루면 이차원(two dimensions)이라 한다. 그러나 곡선의 경우에는 수 많은 직선의 만남으로 이루어진다하여 곡선을 다차원(multi-dimension)이라 할 수는 없다. 그림 7에서 관찰자의 위치(인식) S1이 설

19) 물론 특수상대성 이론을 뒷받침하는 실험과 공식에서, 지구의 동쪽과 서쪽으로 나는 비행기의 소요시간 비교라든지, 지구에 머물거나 빛의 속도로 우주 여행한 쌍둥이 형제의 나이 들어감의 비교(the twins paradox)에서 두 개의 관찰자를 대비시켜 상대성을 부각시키는 증명을 하고 있으나 삼점차원에서의 출발점은, 서로 반대 방향으로 같은 속도로 움직이는 관찰자의 상대적인 일치된 위치(resting point)로 보아도 무난할 것으로 보인다. 정작 중요한 내용은 빛의 속도는 늘 일정하여 시공(spacetime)에서의 운동속도에 따라 상대적으로 시간의 흐름이 다르며(ct), 상대적으로 적은 질량의 핵분열에도 막대한 에너지를 방출한다는(mc^2)데 있다(Stephen Hawking, The Universe in a Nutshell, Bantam Books, 2001, pp.6-12; Michael White and John Gribbin, Einstein: A LIFE IN SCIENCE, A DUTTON BOOK, 1994, pp.93-100; The Estate of Albert Einstein, THE EINSTEIN READER, CITADEL PRESS BOOKS, 2006, pp. 35-38)

정된 A선에 관찰자의 위치(인식) S2가 설정된 B선은 만날 수 있지만 인식이 결여된 C선은 만날 수 없다. 즉 A선과 B선이 만나 평면을 이루면 이차원(two dimensions)이 되고 그 평면의 양쪽에 반대개념이 자리잡는다.

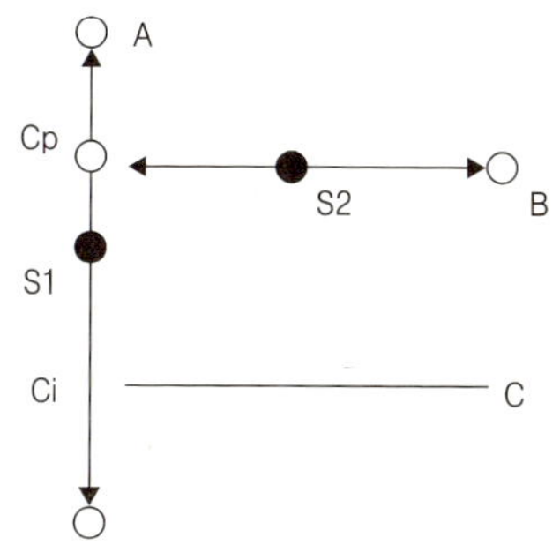

그림 7. 이차원의 양면차원성과 화성(火性)
S1(starting point 1): 출발점 1
S2(starting point 2): 출발점 2
Cp(contact possible): 가능한 접점
Ci(contact impossible): 불가능한 접점

즉 덥거나 추움, 팽창 또는 수축, 기분이 좋거나 나쁨 등의 개념이다. 즉 오행의 불(火)은 양단 간에 확실한 입장을 취하는 속성을 갖는다. 고로 이차원은 양자의 대립구도를 형성하는 기(氣) 또는 에너지의 장(場)인 양면차원(兩面次元, bi-plane dimension)으로 표현할 수도 있다. 양면의 이(2)라는 숫자는 화(火)의 수와 일치한다.

3. 삼차원: 오행의 금(金)

세 개의 선이 만나 공간을 이루면 삼차원이라 한다. 그러나 이 역시 관찰자의 위치(인식)가 설정되면 네 개의 점이 되고 사점차원(四點次元, four-points dimension)이라 명명할 수 있다. 그림 8에서 보면, 기존의 수학에서 정의하는 xyz의 교차점이 0이라고 하는 것은 xyz 세 개의 선이 관념상으로 만나는 점에 의해 운명지어지는 꼴이 되나 관찰자의 위치가 설정되어 인식의 주체가 되면 세 개의 출발점(s)이 일치하여 접점(c)을 이루고 각기 양방향으로 진행할 수 있다. 또는 출발점을 포함하는 세 개의 선에서 얻어지는 점의 총합이 9이므로 구점차원이라고도 볼 수 있다. 그 사점차원의 사(4)라는 수와 구점차원의 구(9)라는 수는 금(金)의 수와 일치한다.

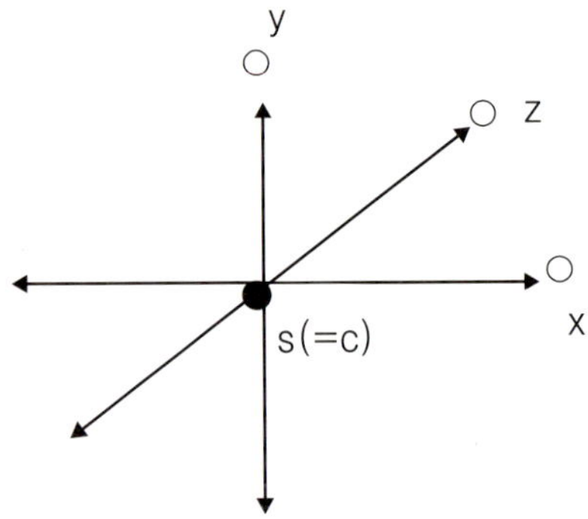

그림 8. 삼차원의 사점차원성과 금성(金性)

아마도 금세기는 삼차원(사점차원)개념이 제일 발달한 시대라 생각된다. 빌딩, 자동차, 제철, 무기 등의 공간적 개념을 안고 있는 굳고 단단한 속성을 말한다. 땅에서 이루어지는 모든 공간적 작위가 융성한 시기이다.

4. 사차원: 오행의 수(水)

공간에 시간이 가미된 시공(spacetime)개념을 사차원(四次元, four dimensions)이라 한다. 이는 삼차원이라 알려진 공간개념과 흐름이라는 속성을 가진 시간개념을 합쳐 하나(wholeness, the oneness)로 만드는 특징을 갖는다. 아인슈타인의 시공에서 어느 위치에서라도 빛의 속도는 일정하다는 원리와 일맥상통한다. 즉 산과 계곡 모든 갈래의 물줄기가 강을 통해 바다로 향하듯 수렴하며 시원성(始源性)을 추구한다. 즉 사차원은 향일원성차원(向一元性次元, toward-the-one dimension)이라고도 부를 수 있다. 향일원성차원의 일(1)이라는 숫자는 수(水)의 수와 일치한다.

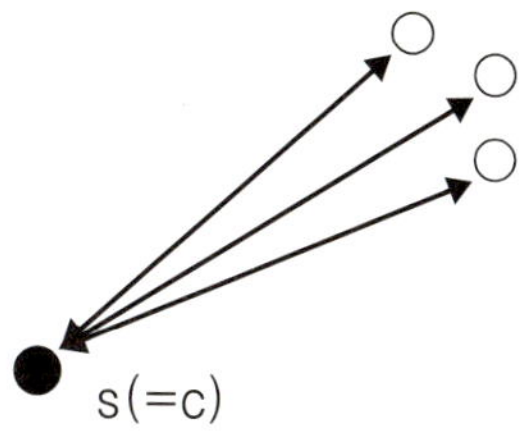

그림 9. 사차원의 향일원성차원과 수성(水性)

공간에서 한 점을 향하여 아래로 수렴하는 향일원성차원(사차원)은 본디 금생수(金生水)라는 원리로 볼 때 사점차원(삼차원)에서 생겨나는 것인 만큼 공간좌표와 비슷한 형태였다가 수렴하는 방향성만 집중되는 차이가 있다. 집중되는 방향과 반대방향에도 화살표의 방향성을 남긴 이유는 아래로 흐르는 물이 바다에서 하나가 되더라도 다시 증발하여 위로 오를 수 있는 잠재력을 내포하고 있기 때문이다.

5. 오차원: 오행의 토(土)

기존의 차원에 대한 정의에 의하면 오차원이란 사차원에 한 개의 차원이 더해진 오차원(five dimensions)[20]을 말한다. 그렇다면 오차원은 시공이란 사차원에 또 다른 한 차원이 보태진 것인데 그 하나는 무엇일까?

위에서 언급한 4개의 차원은 변화 없이 늘 그 모양대로만 존재할까를 의심해봐야만 한다. 우선 점(點) 하나를 생각해보자. 기존의 해석상 아직 차원을 형성하지 못한 점을 관념세계에서 의사소통(意思疏通)세계로 끌어내 표현하려면 종이 위에 점 하나를 찍어야 하는데 이는 이미 종이평면 위의 이차원이라 할 수도 있고 종이 속에 스며든 잉크두께를 갖는 공간 즉 삼차원이라고도 설명할 수가 있다. 이렇듯 차원형성 이전형태인 점조차도 여러 차원의 가능태(可能態)로 해석될 수 있으니 그렇다면 점의 집합인 선 내지는

20) 즉 5개의 차원이 합해진 기수의 복수 개념이나 위에서 언급한 three-points dimension, bi-plane dimension, four-points dimension, toward-the-one dimension은 복수개념이 아닌 단수의 일반명사로 명명했음을 지적한다.

공간이 변화하지 않는 모습이라고 단정할 수 있겠는가? 고로 변화하기 위한 '천이(遷移, transition)[21]'를 변수로 한 또 하나의 차원을 합쳐 오차원이라 가정한다. 이는 다섯 개의 점이 모여 사각뿔 또는 원추형의 모양새를 갖는 오점차원(five-points dimension)이라 할 수 있다. 오점차원의 오(5)라는 숫자는 토(土)의 수와 일치한다.

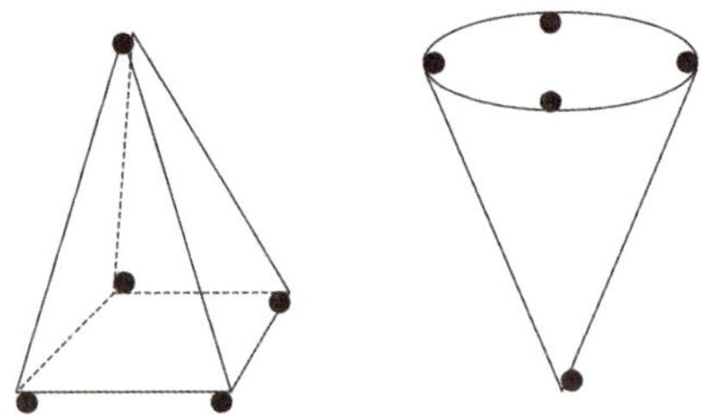

그림 10. 오차원의 오점차원성과 토성(土性)

그림 10의 원추형은 마치 물리학에서 설명하는 블랙홀을 연상케한다. 블랙홀은 그 대비인 화이트홀과 함께 소멸과 생성의 천이과정이며 오행의 토(土) 역시 변화의 과정에서 반드시 거쳐야 하는 단계다. 아인슈타인 이래로 빛의 속도보다 빠른 것은 없다고 알려져 있다. 블랙홀[22]은 중력과 밀도가 무한대여서 빛을 흡수할 뿐만 아니라 그 어느 것도 무한대로 단단하게 응축시킬 수 있다. 응축이 진행되면 점점 작아져 씨앗(子)으로 변하고 더 진행되면 희미해져 보아도 보이지 아니하고, 들어도 들리지 아니하고, 만져도 만져지지 아니하는(視之不見名曰夷, 听之不聞名曰希, 摶之不得名曰微[23]) 형태로 흩어진다. 사람의 죽음을 대입해 보자. 블랙홀에 빠져드는 순간에 차원의 인식이 없어지는 텅 빈 흐릿함에 빠져 지금까지 축적했던 모든 인생역정(歷

21) 오행의 합(合)으로 변환하는 화(化, transformation)와는 다른 개념이다.

22) 블랙홀은 화이트홀과 함께 흑백의 색깔개념이 가미되어 명명되었는데 이는 적절치 못한 이름이라 생각한다. 블랙홀은 밀도와 중력이 무한대여서 빛조차도 흡수되기 때문에 흑백인식이 불가능하므로 블랙홀은 흐린 굴(dim hole) 또는 수축굴(contracting hole), 그리고 화이트홀은 맑은 굴(limpid hole) 또는 팽창굴(expanding hole)이 더 어울리는 이름이라 본다. [황제내경에 의하면 천기란 맑지 밝은게 아니다(天气清淨, 天明, 則日月不明.: 高士宗 著 黄帝内经素问直解 学苑出版社 2003, 11页)라고 한다. 하늘의 기운 내에서 화이트홀의 작용이 이루어진다면 맑음(limpid hole) 속에서 이루어져야지 밝음(white hole)속에서 이루어진다면 하늘의 밝음으로 인해서 해와 달을 볼 수 없는 비정상적인 상태가 될 수 있다.]

23) 老子 著 Arthur Waley 译 Tao Te Ching 道德经, 第十四章, 外语教学与研究出版社, 2003, 28页

程) 그대로 응축되기 시작하여 몸(氣)은 정자(精子)처럼 작아지고 마음은 유전자정보로나 알 수 있는 희미한 상태로 흩어진다. 이는 사차원세계에 '천이'라는 차원의 합인 오차원 또는 오점차원이기도 하지만 새로운 탄생을 위하여 응축되고 흩어지는 영차원(零次元, zero dimension)이기도 하다. 영차원의 영(0)이라는 숫자는 토(土)의 수인 5에 조절수 5가 더해진 또 다른 토(土)의 수이다.

우리는 일상에서 작은 블랙홀을 수 없이 경험한다. 땅거미가 지면 잠자리에 들어 아침이 되기까지 블랙홀을 경험하고, 때론 술에 만취해 그 뒤의 일들을 기억 못하는 블랙홀(흔히 '필름이 끊겼다'고 표현하는 black-out)을 신기해하고, 독서삼매경 속에서 시간과 공간을 인식 못하는 블랙홀을 느끼며, 사고 또는 충격 후의 기억상실증 등의 블랙홀을 만나는 것이 일상의 경험적인 작은 블랙홀에 속한다.

블랙홀이든 오행의 토든 공통적으로 새롭게 태어나기 위해 필요한 과정이다. 변화하기 위해 반드시 거쳐야 하는 통과의례랄 수 있다. 블랙홀로 소멸하여 화이트홀로 생성되듯이, 목생화(木生火)·화생토(火生土)·토생금(土生金)·금생수(金生水)·수생목(水生木)에 반드시 토(土)를 거쳐야만 변화할 수 있는 것이다. 토성(土性)의 물리학적 연관성을 도형화한 것이 아래 그림이다.

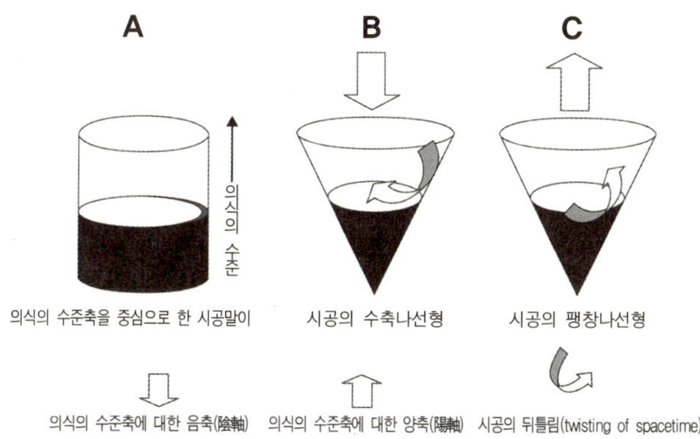

그림 11. 생사의 순환도(그림 1)의 변형과 블랙홀·화이트홀의 연상

그림 11-A는 평면적인 생사의 순환도(그림 1)를 의식의 수준축은 그대로 놔둔 채 차원축을 두루마리처럼 겹쳐 원통형으로 만든 형태다. 고로 시공의 시작과 끝이 없는 순환이 이루어지는 형태로 변화된 것이나 아직 의식의 수준은 방향성이 고정돼 있다.

그림 11-B와 C는 오점차원의 개념도(그림 10)에 근접하는 변형으로 시공뿐만 아니라 의식의 수준축까지 순환을 위한 변화를 한다. 의식의 수준축이 직선으로 향하지 않고 나선형으로 꼬여(twisting, curving) 향하는 방향에 따라 수축나선형인 음의 천이와 팽창나선형인 양의 천이로 회전을 한다. 이는 중력을 감안한 일반상대성 원리의 시공의 뒤틀림과 유사하며 음의 천이는 블랙홀, 양의 천이는 화이트홀을 시사한다. 또한 이는 큰 별이 중력 붕괴하여 슈바르츠실트 블랙홀[24])을 만드는 과정과 비슷하나 큰 차이점은 종축을 시간으로 정하면 사차원의 세계를 의미하므로 시공으로 횡축으로 삼고 의식수준을 감안한 천이(transition)라는 변수를 더한 오차원의 세계를 그린다는 점이 다르다.

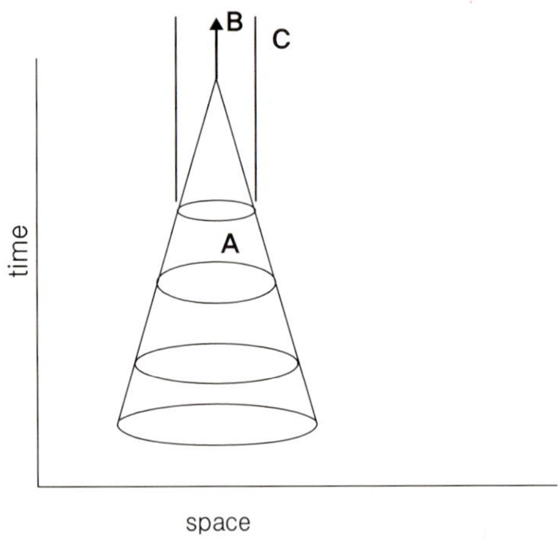

그림 12. 슈바르츠실트 블랙홀

A: 사건의 지평선(Event Horizon)

B: 특이점(Singularity)

C: 방출되는 빛(Light emitted at the time the event horizon forms)

---

24) Stephen Hawking, THE UNIVERSE IN A NUTSHELL, 2001, p. 115

결국 오차원은 변환(transformation)을 위한 천이(transition)를 특성으로 하는 블랙홀 내지는 화이트홀의 성격을 띤다. 고로 오행의 목화토금수 어느 것이라도 이 토성(土性)의 오차원을 거치면 변화된 모습을 보이는 것이다. 그것이 바로 오행의 목(3)/화(2)/토(5)/금(4)/수(1)가 천이(5차원, 조절수 5)를 거치면 목(8)/화(7)/토(10)/금(9)/수(6)로 태어나는 것이다.

III. 물리적 차원의 상생상극적 검증

천간(天干)이란 오행이 하늘에 흐르는 기운(氣)이고 지지(地支)란 사시(四時)가 흐르는 순서(序)이다.[25] 천간에서의 공간과 지지에서의 시간을 감안하여 물리적 차원의 상생상극적 변환을 방위의 수(震-東-3, 離-南-9, 中央-5, 兌-西-7, 坎-北-1)와 이제까지 진행시켜온 차원의 개념도를 일치시키는 검증을 하고자 한다. 주의할 점은 방위개념에서의 토(土)는 단순히 목-화-토-금-수 연속(sequence)에서의 한 요소에 불과한 것이 아니라 공간의 중앙에 위치하여 모든 변환에 관여한다는 것이다.

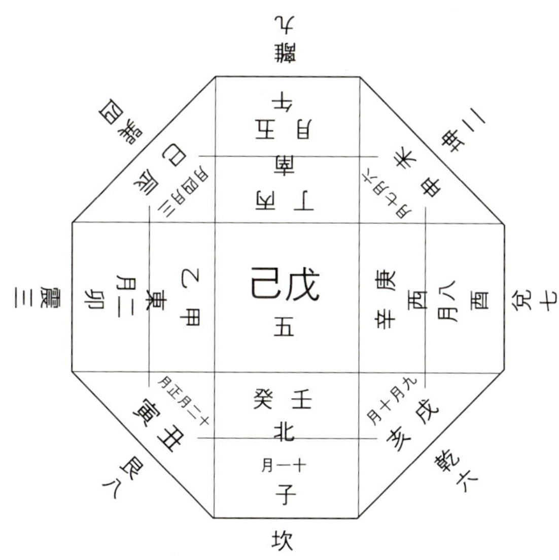

(徐樂吾 評註 子平眞詮評註 2005 十七)

25) 沈孝瞻 原著, 徐樂吾 評註, 子平真詮評註, 武陵出版有限公司, 2005, 十七.

1. 차원의 상생

(1) 목생화(木生火)

목성(木性)의 삼점차원(일차원)이 화성(火性)의 양면차원(이차원)으로 변환되는 과정이다. 목성(木性)인 진방(震方, 동쪽, 수는 3)에서 진토(辰土, 巽方, 동남쪽, 수는 4)를 통하여 음의 천이를 하면 3-4=-9가 되고, 진토가 중앙의 무기토(戊己土, 수는 5)를 만나 땅의 토가 같은 상(象)인 하늘의 토로 투간(透干)되어 양의 천이를 하면 4+5=9가 되고, 사화(巳火, 巽方, 동남쪽, 수는 4)가 중앙의 무기토(戊己土, 수는 5)를 통하여 음의 천이를 하면 4-5=-9가 되어 결국 화성(火性)인 이방(離方, 남쪽, 수는 9)이 된다.

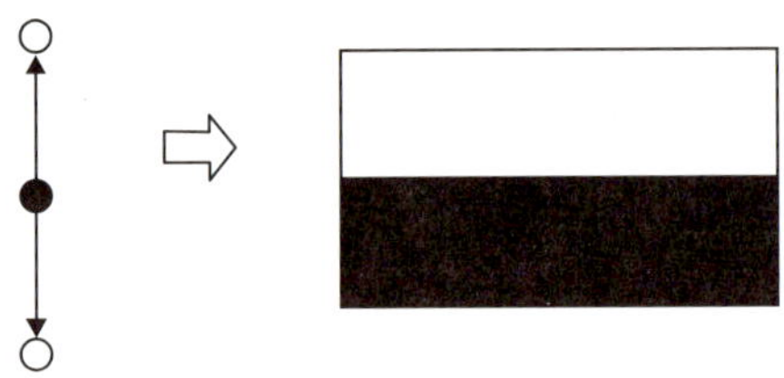

그림 13. 차원의 목생화

나무줄기가 위로만 선형으로 자라다가 옆으로 가지도 치고 잎이 나면서 비로소 태양빛을 받는 윗면과 그늘이 지는 아랫면의 구분으로 양면이 뚜렷하게 대비되는 것에 비유된다.

(2) 화생토(火生土)

화성(火性)의 양면차원(이차원)이 토성(土性)의 오점차원(오차원)으로 변환되는 과정이다.

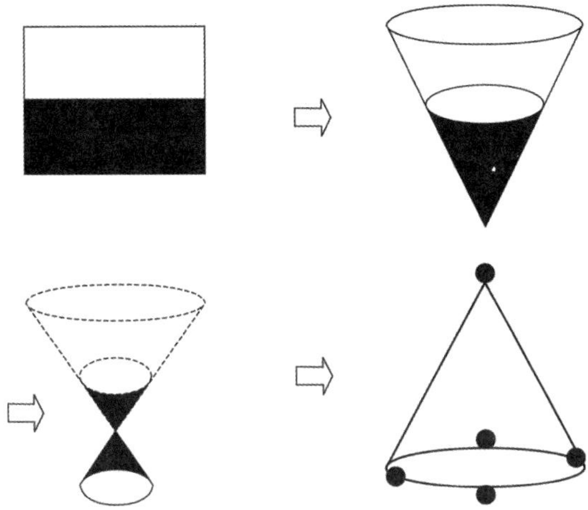

그림 14. 차원의 화생토

화성(火性)인 이화(離火, 남쪽, 수는 9)는 결국 진토나 사화(巽方, 동남쪽, 수는 4)의 음의 천이를 거치거나, 진토의 무기토(戊己土)로의 투간(透干)에 의하여 변환된 것이므로 진토나 사화의 영향력을 빼주면 9-4=5가 되어 토성(土性)인 중앙(戊己土, 수는 5)이 된다.

흙은 목화금수 어느 것이라도 부딪쳐(沖) 기(氣)가 응결되는 곳이다. 고로 목이 토로, 금도 토로, 수도 토로 변환될 수 있다. 또한 12지지 중 4개(辰,戌,丑,未)나 되는 많은 성격을 지닌다. 따라서 그림 14는 화성(火性)의 양면차원(이차원)이 오점차원(오차원)으로 변환될 수 있는 여러 가능태를 표현하였다.

(3) 토생금(土生金)

토성(土性)의 오점차원(오차원)이 금성(金性)의 사점차원(삼차원)으로 변환되는 과정이다. 토성(土性)의 미토(未土, 坤方, 서남쪽, 수는 2)가 중앙의 무기토(戊己土, 수는 5)를 만나(透干) 양의 천이를 하여 2+5=7이 되고, 신금(申金, 坤方, 서남쪽, 수는 2)이 중앙의 무기토(戊己土, 수는 5)를 통해 음의 천이를 하여 2-5=-7이 되어 금성(金性)인 태방(兌方, 서쪽, 수는 7)이 된다.

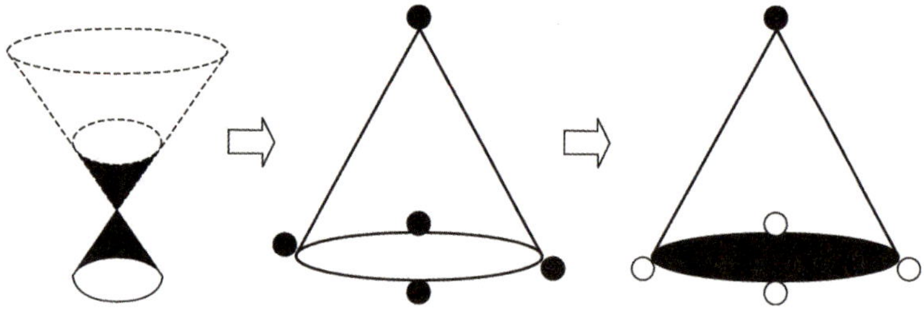

그림 15. 차원의 토생금

토에서 설러진 새로운 차원은 신세계이며 이는 사점차원의 공간이며 또한 슈바르츠실트 블랙홀(그림 12)의 사건의 지평선을 화이트홀로 연장시켜 관찰자가 바라보는 공간으로 의미를 확장할 수 있다.

(4) 금생수(金生水)

금성(金性)의 사점차원(삼차원)이 수성(水性)의 향일원성차원(사차원)으로 변환되는 과정이다. 금성(金性)의 태방(兌方, 서쪽, 수는 7)이 술토(戌土, 乾方, 서북쪽, 수는 6)를 통해 음의 천이를 하면 7-6=1이 되고, 술토가 중앙의 무기토(戊己土, 수는 5)로 투간(透干)되어 양의 천이를 하면 6+5=11이 되고, 해수(亥水, 乾方, 서북쪽, 수는 6)가 중앙의 무기토(戊己土, 수는 5)를 통해 음의 천이를 하면 6-5=1이 되어 수성(水性)의 감방(坎方, 북쪽, 수는 1)이 된다.

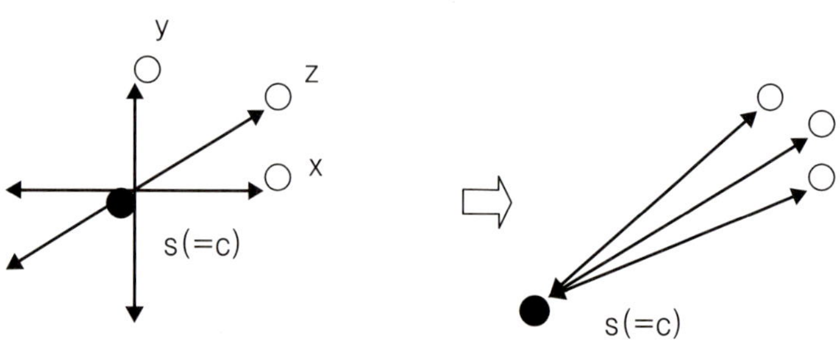

그림 16. 차원의 금생수

하늘의 기(氣)를 품은 공간의 사점차원이 땅의 사시(四時)인 시간을 만나 한 방향으로 흐르는 것은 분명 물의 성격을 대변하는 것이다. 다만 아래로 흐르면서도 염두에 두고 있는 것은 바다에 하나로 모였다가도 증발되어 다시 오를 수 있다는 가능성이다.

(5) 수생목(水生木)

수성(水性)의 향일원성차원(사차원)이 목성(木性)의 삼점차원(일차원)으로 변환되는 과정이다.

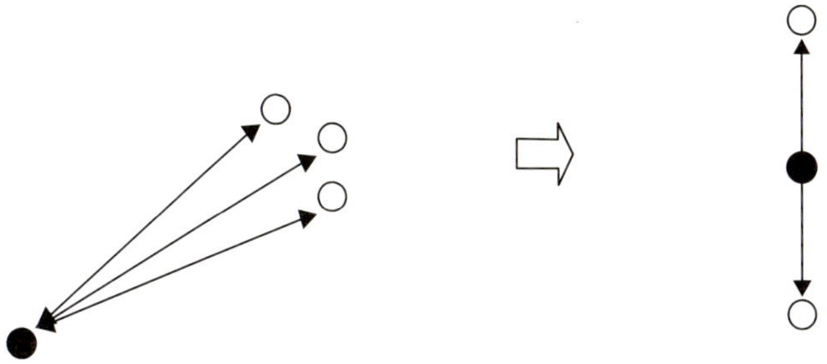

그림 17. 차원의 수생목

수성(水性)인 감방(坎方, 북쪽, 수는 1)에서 축토(丑土, 艮方, 동북쪽, 수는 8)를 통해 음의 천이를 하면 1-8=-3, 축토가 중앙의 무기토(戊己土)로 투간(透干)하여 양의 천이를 하면 8+5=13이 되고, 인목(寅木, 艮方, 동북쪽, 수는 8)이 중앙의 무기토(戊己土)를 통해 음의 천이를 하면 8-5=3이 되어 목성(木性)인 진방(震方, 동쪽, 수는 3)이 된다.

아래로 흐르던 물줄기는 다시 하늘을 향해 오르는 속성을 가지니 이것이 나무의 기질이다. 역시 오르면서도 염두에 두고 있는 것은 아래로 자라는 뿌리의 방향이다.

2. 차원의 상극

여기서 상생상극의 의미를 되짚고 넘어갈 필요가 있다. 상생(相生)이 말 그대로 서로 낳거나 도와준다는 뜻이라면 일방적이 아닌 상호작용이라 볼 수 있다. 예를 들어 목생화(木生火)에서 목이 일방적으로 화를 생하는 것이 아니라 화(火)도 목(木)으로 화(化)할 수 있다는 뜻이다. 즉, 목(木)이 진방(震方)에서 진토(辰土)의 음천이(시계방향)와, 중앙을 경유한 투간의 양천이(반시계방향)로 화(火)를 생했듯이, 화(火)가 이방(離方)에서 진토의 음천이를 양천이로, 양천이를 음천이로 바꾸면 목(木)으로 화(化)하는 상호작용을 들 수 있다.

상극(相剋)도 마찬가지다. 한쪽이 일방적으로 극하여 승리하는 것이 아니라 서로 만나면 각 기의 역할을 못하게 상쇄되어 흙(墓地)으로 돌아가는 것이다.

(1) 목극토(木剋土)

토가 목을 만나는 것도 극일 뿐만 아니라 목이 토를 만나는 것도 극(토는 금을 생하여 목을 극하므로)의 관계다. 토(土, 수는 5)가, 간방(艮方, 동북쪽, 수는 8)의 인목(寅木)과 시계방향으로 진방(震方, 동쪽, 수는 3)의 묘목(卯木)이 같이(8-3=5) 만나면 5+5=10(음토)가 되어 흙으로 돌아간다. 인묘목(寅卯木, 8-3=5)이 토(5)를 만나는 것도 극의 관계다.

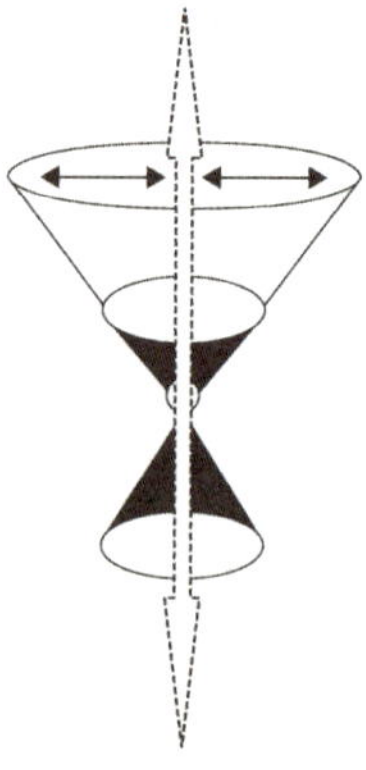

그림 18. 목극토의 상호영향

그림 18에서 목성(木性)의 삼점차원(일차원, 점선의 화살표)은 위아래로만 향하는 직선적 속성이고, 토성(土性)의 오점차원(오차원, 장구모양)은 나선형의 뒤틀리는 속성을 가지므로 서로에게 상쇄되는 힘(실선의 쌍화살표)을 발휘한다.

(2) 토극수(土剋水)

수가 토를 만나는 것도 극일 뿐만 아니라 토가 수를 만나는 것도 극(수는 목을 생하여 토를 극하므로)의 관계다.

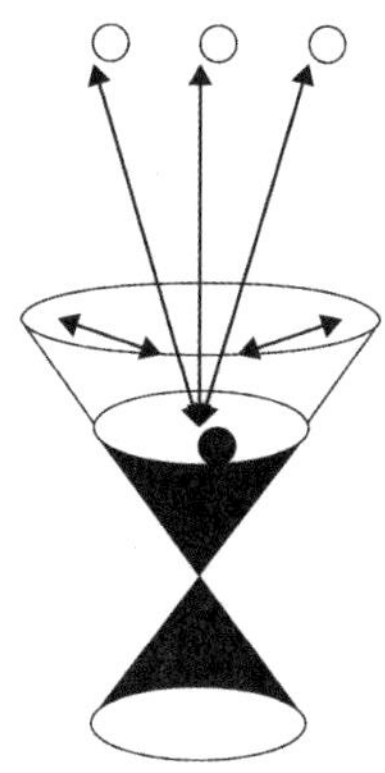

그림 19. 토극수의 상호영향

건방(乾方, 서북쪽, 수는 6)의 해수(亥水)와 시계방향으로 감방(坎方, 북쪽, 수는 1)의 자수(子水)와 같이(6-1=5) 토(5)와 만나면 5+5=10(음토)가 되어 흙으로 돌아간다. 토(5)가 해자수(亥子水, 6-1=5)를 만나는 것도 극의 관계다.

그림 19에서 토성(土性)의 오점차원(오차원, 장구모양)은 나선형의 뒤틀리는 속성을 가지고, 수성(水性)의 향일원성차원(사차원, 세 개의 긴 화살표)은 아래로만 향하는 속성을 가지므로 서로에게 상쇄되는 힘(짧은 쌍화살표)을 발휘한다.

(3) 수극화(水剋火)

화가 수를 만나는 것도 극일 뿐만 아니라 수가 화를 만나는 것도 극(화가 토를 생하여 수를 극하므로)의 관계다. 손방(巽方, 동남쪽, 수는 4)의 사화(巳火)와 시계방향으로 이방(離方, 남쪽, 수는 9)의 오화(午火)와 같이 (4-9=-5), 건방(乾方, 서북쪽, 수는 6)의 해수(亥水)와 시계방향으로 감방(坎方, 북쪽, 수는 1)의 자수(子水)와 같이(6-1=5) 만나면 -5+5=0(음토)가 되어 흙으로 돌아간다. 해자수(亥子水)가 사오화(巳午火)를 만나는 것도 극의 관계다.

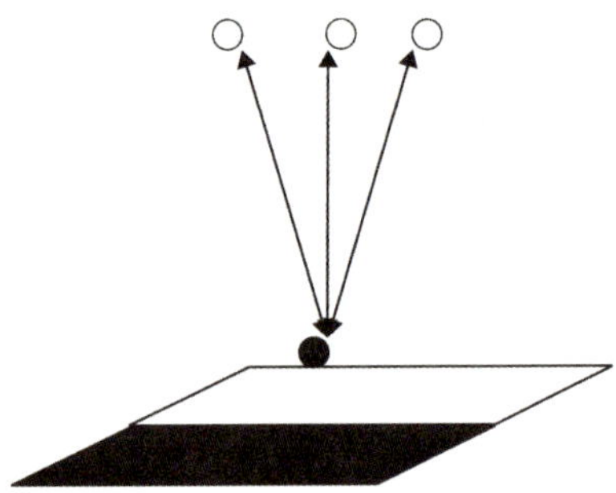

그림 20. 수극화의 상호영향

그림 20에서 수성(水性)의 향일원성차원(사차원, 세 개의 긴 화살표)은 아래로만 향하는 일향성 속성을 가지고, 화성(火性)의 양면차원(이차원, 마름모꼴)은 반대개념의 대립구도로서 둘로 가르는 속성을 가지므로 서로에게 상쇄되는 힘을 발휘한다.

(4) 화극금(火剋金)

금이 화를 만나는 것도 극일 뿐만 아니라 화가 금을 만나는 것도 극(금이 수를 생하여 화를 극하므로)의 관계다. 곤방(坤方, 서남쪽, 수는 2)의 신금(申金)이 시계방향으로 태방(兌方, 서쪽, 수는 7)의 유금(酉金)과 같이 (2-7=-5), 손방(巽方, 동남쪽, 수는 4)의 사화(巳火)와 시계방향으로 이방(離方, 남쪽, 수는 9)의 오화(午火)와 같이(4-9=-5) 만나면 -5+(-5)=-10(음토)가 되어 흙으로 돌아간다. 사오화(巳午火)가 신유금(申酉金)을 만나는 것도 극의 관계다.

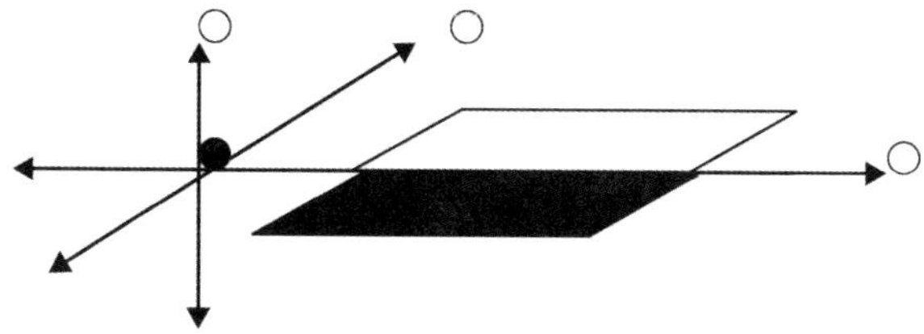

그림 21. 화극금의 상호영향

그림 21에서 화성(火性)의 양면차원(이차원, 마름모꼴)은 반대개념의 대립 구도로서 둘로 가르는 속성이고, 금성(金性)의 사점차원(삼차원, 공간좌표)은 주체(검은 점)로부터 모든 방향으로 확산하려는 속성을 가지므로 서로 상쇄되는 힘을 발휘한다.

(5) 금극목(金剋木)

목이 금을 만나는 것도 극일 뿐만 아니라 금이 목을 만나는 것도 극(목이 화를 생하여 금을 극하므로)의 관계다.

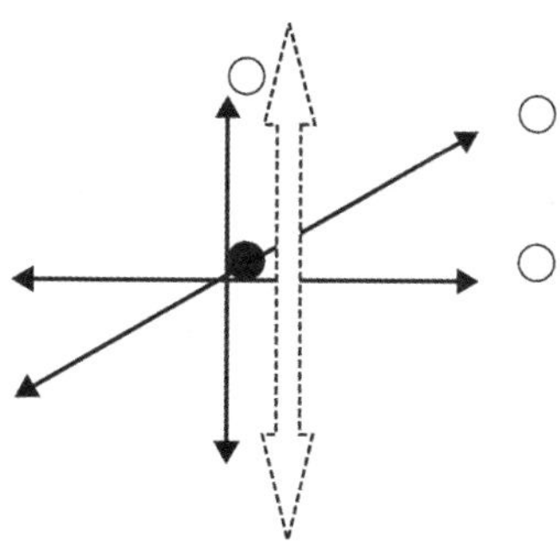

그림 22. 금극목의 상호영향

간방(艮方, 북동쪽, 수는 8)의 인목(寅木)과 시계방향으로 진방(震方, 동쪽, 수는 3)의 묘목(卯木)이 같이(8-3=5), 곤방(坤方, 남서쪽, 수는 2)의 신금(申金)과 시계방향으로 태방(兌方, 서쪽, 수는 7)의 유금(酉金)과 같이(2-7=-5)

만나면 5+(-5)=0(음토)가 되어 흙으로 돌아간다. 신유금(申酉金)이 인묘목(寅卯木)을 만나는 것도 극의 관계다.

그림 22에서 금성(金性)의 사점차원(삼차원, 공간좌표)은 주체(검은 점)로부터 모든 방향으로 확산하려는 속성을 가지고, 목성(木性)의 삼점차원(일차원, 점선의 화살표)은 위아래로만 향하는 직선적 속성이므로 서로 상쇄되는 힘을 발휘한다.

이상과 같이, 동서양을 막론하고 우주를 논함에 있어 필연적으로 등장하는 시공(時空, 물리학적 quantum의 space와 time)이라는 사차원(향일원성차원)에 또 하나의 변수로서 천이(遷移, transformation을 위한 transition)를 보태어 오차원(오점차원)을 구축하고 물리학적 차원(次元)을 오행(五行)으로 분류하면서 또한 차원의 변환 즉 상생과 상극의 관계를 과학으로 접목시키는 시도를 하였다. 우주의 탄생과 소멸[26]이라는 궤도 내에서 영위되는 인간의 삶과 죽음조차도 우주의 팽창과 수축처럼 순환의 범주에서 벗어날 수 없다는 이해를 함으로서 인식의 확장을 이루고 그 확장된 인식을 바탕으로 인식의 극한(極限)까지 체득(體得)하려는 훈련(修道)의 계기가 됐으면 한다.

26) Karen C. Fox, THE BIG BANG THEORY, John Wiley & Sons, INC. 2002, pp.43-53, 126-132

제2부

요가의 소개

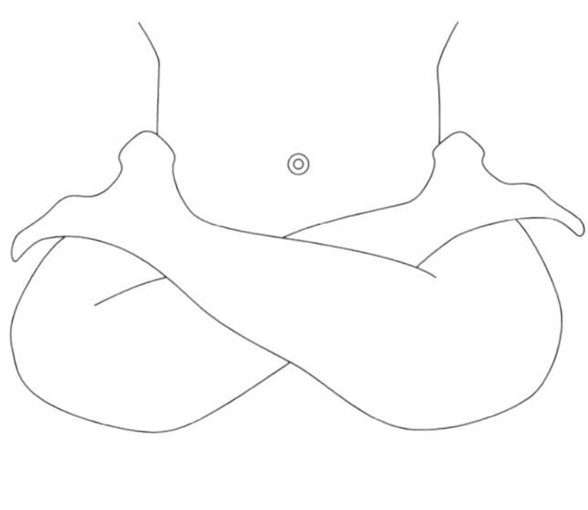

요가(瑜伽, yoga)란 원래 학술사상의 일파로 그 범어의 의미는 관행(觀行), 상응(相應), 선사(禪思), 또는 연합(連合)을 뜻하기도 하고,[27] 주관과 객관의 일치를 이상으로 보는 결합(結合)의 의미로 한자문화권에서는 천인합일(天人合一)에 근접한다고 한다.[28] 영어문화권에서도 역시 yoking 또는 discipline[29]으로 번역되는데, 멍에로 두 마리의 소를 결합한다는 의미로 둘을 하나같이 일치시키는 일이나 수행(修行)을 한다는 뜻이다. 결국 요가가 추구하는 사상은 서로 마주하는 대상을 일치시키려는 노력으로 인식의 확장에 머무르지 않고 그 확장된 인식에 다다르려는 몸의 훈련이다. 요가역사상, 이원성(二元性, dualism)의 인정여부에 관계없이 몸과 마음의 분리가 아닌 일치를 위한 훈련이고 아마도 이원성 자체도 무엇이 대치된 이원(二元)이든 그 둘의 합일을 위한 수련일 것이다. 흔히 만병의 원인이라는 스트레스도 긍정적인 스트레스(positive stress)와 부정적인 스트레스(negative stress)로 나뉘는데[30] 부정적인 스트레스를 긍정적인 스트레스로 변환시키거나 양자의 합일로 정상적인 몸의 파동(생체 내 흐름의 vibration)에 일치시키기 위한 훈련이라면 스트레스도 이원성을 초월하는 일례라 볼 수 있다.

우리는 흔히 생활세계 주위에 산재한 요가수련원을 보면 요상한 몸짓과 이해할 수 없는 동작들의 나열로만 연상된다. 이는 분명 요가수련의 한 분야 중의 하나이나 신체에너지경제학적으로 본다면 가장 저급한 단계의 기본적 동작일 뿐이다. 명상(冥想, 靜慮, meditation), 식이(食餌, diet), 호흡(呼吸, respiration, pranayama) 등에 비하면 너무 많은 에너지를 투입하여야만 만족스런 자세를 얻어내는 것이다. 물론 이 자세를 얻어내려는 몸동작의 한계는 몸과 마음의 일치를 얻어내려는 최대치일 것이고, 다른 방법과 병행치 않고 이 동작만으로 요가를 완성하겠다는 고집을 부리지는 않을 것이라 본다. 단, 최소의 투자로 최대의 효과를 거두려는 면에서는 분명 운동 요가보

---

27) 南怀瑾, 南怀瑾选集, 第六卷, 复旦大学出版社, 2006, 567, 569页

28) Noa Belling 著, 索娃 编译, 瑜伽手册, 人民日报出版社, 2005, 12页

29) Linda Sparrowe, YOGA, A YOGA JOURNAL BOOK, 2002, p. 12

30) B.K.S. Iyengar, YOGA: The Path to Holistic Health, A Dorling Kindersley Book, 2001, p.160

다 호흡요가가 보다 적절할 것이며, 접근성에 있어서도 인도와는 별도로 중국에 뿌리를 둔 기공(氣功)수련과 복식(腹式)호흡에 친숙하다는 이유에서 운동보단 호흡이 유리하다는 예측을 해본다.

분명한 사실은 어느 것을 택하든 요가사상의 완성이라는 목표 앞에선 하나의 방편일 뿐이므로 어느 것이 제일 낫다는 장점을 나열하는 것은 무의미하다. 그 보다는 호흡이라는 독립적인 과제 앞에서 호흡이 주는 의미와 호흡의 방법, 그리고 그러한 호흡을 통하여 현실적으로 드러나는 의학적 효과 등을 분석하고 통합하는 작업을 위주로 하고자 한다.

제1장
요가의 기원(起源), 사상(思想), 그리고 유형(類型)[31]

I. 요가의 기원(起源)

기원전 1500년 경 인더스 계곡 지역(Indus Valley)의 북방도시인 하랍파(Harappa)의 번성했던 문명이 쇠락할 때 유목민족인 아리안(Aryan)족이 침입하면서 들여온 브라만사상(Brahmanism)과 함께 요가의 개념이 소개되었다. 즉 그 이전부터 요가가 존재했다는 걸 추정할 수 있음에도 실제적으로 요가라는 단어가 표면적으로 부상한 것은 약 3500여 년 전이라는 뜻이다.

시문이나 운문체의 주문과 주술로 구성된 브라만 경전인 베다(Veda)에서 요가가 드러나는데, 시대 순으로 리그 베다(Rig Veda), 사마 베다(Sama Veda), 야주르 베다(Yajur Veda)는 성직자 계급에서만 이용되었고 나중에 아타르바 베다(Atharva Veda)는 가정에서도 일상생활에 이용되었다. 그 중에서도 가장 오래된 리그 베다에서 요가가 결합시키거나(yoke) 수행한다(discipline)는 언급이 있고 구체적인 동작은 마지막의 아타르바 베다에 나타나는데 무리를 지어 노래를 하면서 호흡을 조절하는 호흡요가(pranayama, 프라나야마)가 처음으로 등장한다.

기원전 800-500년 경에 좀 더 구체적으로 드러나는데 그것이 바로 우파니샤드(Upanishad)에서다. 우파니샤드란 우파(upa)가 가까이라는 뜻이고, 니(ni)는 아래라는 뜻이고, 샤드(shad)는 앉는다는 뜻이므로 '스승(guru) 아래 가까이 앉는다' 라는 의미로 숨겨진 진리를 배우는 것은 오로지 스승의 가르침이 유일한 방법이라 암시하고 있다. 이 당시도 운동요가(asana, 아사나)에 대한 소개는 없고 단지 고통으로부터의 해방에 이르는 경로임 만을 언

---

31) Linda Sparrowe, YOGA, A YOGA JOURNAL BOOK, 2002, pp.9-45; 南怀瑾, 南怀瑾选集, 第六卷, 复旦大学出版社, 2006, 567-571页

급하고 있다. 이 시기의 요가는 두 부류의 요가 형태가 존재하는데 제사의식의 희생(犧牲) 등을 위한 카르마(karma)요가와 경전의 지혜를 얻기 위한 주나나(jnana)요가로, 자아의 영혼 즉 영아(靈我, Atman, 아트만)조차도 희생되어야 고통으로부터 해방된다는 계시 아래 주나나요가로 승화시키는 양상이었다.

기원전 3세기 경 우파니샤드에 뿌리를 둔 요가 원전인 바가바드 기타(Bhagavad Gita)가 나타나는데 카르마요가와 주나나요가 이외에 박티(Bhakti)요가가 추가된다. 기타(Gita)는 스승인 크리쉬나(Krishna) 주(主)께서 제자인 아르주나(Arjuna)에게 세상의 길에 대해서 가르침을 주는 형식인데 그 중의 박티요가는 크리쉬나(Krishna) 주(主)에게 귀의헌신(歸依獻身, devotion)하는 것이 해탈하는 길임을 가르친다.

그 중에는 급진적인 학파인 삼키아(Samkhya)도 등장하는데 이들의 지도자인 카필라(Kapila)는 현생의 세계가 신성(神聖)의 현시(顯示)가 아니며 자아(초월적 자아, the Self)가 아닌 것에 집착하고 그 집착하던 것들이 순수한 우주의식(purusha, 푸루샤, pure cosmological consciousness)과 동일시 될 때 고해가 비롯된다는 이원론(二元論)을 주장하는데 그 이후의 학파들은 모두 이를 부정함으로써 보다 발전된 개념들을 소개한다. 즉 실재나 존재론적 측면에서 두 개의 독립적인 개념으로 푸루샤(purusha)는 초월적 영혼으로 움직임이 없는 무한대이고 순수한 우주의식이며 남성이고, 프라크리티(prakriti)는 쉼없이 움직이고 창조적이고 능동적이나 의식이 없다. 푸루샤는 보는 주체(seer)이고 프라크리티는 보이는 객체(seen)이다. 프라크리티는 세상만물을 창조함에 세 가지 방법으로 드러내는데(guna, 군나, 顯示, manifestation) 삳드바(sattva), 라자스(rajas), 그리고 타마스(tamas)이다. 삳드바는 마음과 인지감각의 현시요, 라자스는 운동반응과 육체경험의 현시요, 타마스는 무지(無智)와 무력(無力)의 현시다.

약 2세기 경에 요가를 가장 체계적으로 정리하고, 삼키아 세계관의 가장 유명한 옹호자인 파탄잘리(Patanjali)는 그의 저서 『요가경(Yoga Sutra, 瑜伽經』에서 팔지행법(八支行法, the eight-limbed path of yoga)인 아쉬탕가(ashtanga)요가로써 만이 해탈을 이룰 수 있다고 쓰고 있다. 팔지(八支)는 ① 야마(yama, 禁制), ② 니야마(niyama, 勸制), ③ 아사나(asana, 坐法), ④ 프라나야마(pranayama, 調息), ⑤ 프라티아하라(pratyahara, 制感), ⑥ 다라나(dharana, 執行, 執持), ⑦ 디아나(dhyana, 靜慮, 禪), ⑧ 사마디(samadhi, 等持, 三昧)이다.

삼키아철학의 이원론에 깊이 뿌리를 둔 파탄잘리의 요가에서 변형된 일원론을 주장하는 급진적인 요가는 대표적으로 탄트라(tantra)와 하타(hatha)요가이다. 따라서 이원론에서의 개념인 푸루샤와 프라크리티는 시바(shiva)와 샥티(shakti)로 바뀐다. 탄트라요가는 4세기 경에 나타나서 베다 경전을 거부하고 고행과 정려로 해탈에 이를 수 있다고 보고 육체가 해탈을 얻는데 견인차 역할을 할 수 있다고 봐 대립자와의 통합을 강조하였다. 하타요가는 9-10세기 경에 발달한 것으로 현대의 육체적 자세의 모범이 되는 요가로, 원리는 탄트라요가에서 계승했기 때문에 역시 그 이름이 의미하듯 ha(해)와 tha(달)의 조합처럼 양극의 반대개념(음양)의 통합을 강조하는 일원론의 요가이다.

II. 요가사상(思想)과 요가유형(類型)

요가의 기원과 함께 중복되어 언급될 수도 있지만 그 시대별로 변천되는 과정에서 요가가 궁극적으로 추구하는 사상과 그 사상에 결부된 요가의 유형을 요약할 필요가 있다. 호흡에 국한해서 호흡요가의 기원과 사상 그리고 호흡요가가 추구하는 목적 등을 다루는 것이 본래의 의도였으나 요가에서 독립적으로 호흡만을 수행하거나 고집하는 부류도 없거니와 사상과 결합시키는 상황에서 또한 호흡만이 사상을 형성하는 독립요소로 작용할 수 없기 때문에 요가의 전반적인 사상의 흐름과 그에 연결된 요가의 유형을 소개할 수 밖에 없다.

1. 고전기 이전 시대

(1) 우파니샤드

리그 베다에서 요가가 결합시키거나(yoke) 수행한다(discipline)는 언급만 있을 뿐이고 아타르바 베다에 기본적인 호흡요가(pranayama, 프라나야마)의 단편만 보이는 것 이상으로, 기원전 800-500년 경의 카르마와 주나나요가로 대표되는 우파니샤드가 지니는 기본 진리라는 것은 자아(Atman, the Self)의 정수(精髓, cssence)는 우주나 브라만의 정수와 일치하고, 누구나 살다 죽고 다시 태어나며, 현세의 행동으로 내세의 환생이 어떨까를 결정하고, 악업(bad karma)도 정려나 금욕으로 되돌릴 수 있다는 것이다. 기원전 2-3세기 경에 마이트라야니야 우파니샤드(Maitrayaniya Upanishad)는 옴(Om)소리로 호흡과 마음을 결합시키는 걸 요가라 정의한다. 이 요가는 여섯 부문의 수행방침이 정해지는데 ① 프라나야마(pranayama, 調息), ② 프라티아하라(pratyahara, 制感), ③ 디아나(dhyana, 靜慮, 禪), ④ 다라나(dharana, 執行, 執持), ⑤ 타르카(tarka, 推考), ⑥ 사마디(samadhi, 等持, 三昧)로 발성력이 요가 수행의 내적 의미이고, 말은 그 의미를 표현하는 것이고 신을 노래하는 것은 변환(transformation)을 위한 견인차 역할을 하는 것이라 한다.

(2) 바가바드 기타

기원전 3세기 경 우파니샤드에 뿌리를 둔 요가 원전인 바가바드 기타(Bhagavad Gita)중의 주나나요가는 정려(靜慮, 禪, meditation)를 의미하는데 수행자는 실제와 비실제, 자아와 비자아를 분별하는데 힘쓰는 것이다. 기타의 카르마요가는 요가수행자의 동작 방침으로 스승인 크리쉬나가 제자를 뜻하는 '아르주나의 스바-다르마(Arjuna's sva-dharma)'라고 불렀다. 전사(戰士)로서의 아르주나는 나쁜 세력과 싸워야 하는데 싸우지 않는다면 그 무기를 시장에 팔을 수 있는가? 그렇지 않다. 그는 전사이지 장사꾼이 아니다.

그의 임무인 싸움이 아닌 다른 사람의 임무를 수행할 권리가 없다. 그 싸움의 결과는 중요치 않으며 그저 싸우는 것이 중요하다. 여기서 붇디(buddhi)요가가 등장하는데 기타의 카르마와 주나나의 융합된 요가로 행동의 결과에 집착하지 않는 것이 요점이다. 기타(Gita)는 스승인 크리쉬나(Krishna) 주(主)께서 제자인 아르주나(Arjuna)에게 세상의 길에 대해서 가르침을 주는 형식인데 그 중의 박티(bhakti)요가는 크리쉬나(Krishna) 주(主)에게 귀의헌신(歸依獻身, devotion)하는 것이 해탈 후에도 늘 깨어있는 높은 경지를 유지하는 것이라 가르친다.

(3) 삼키아

우파니샤드의 푸루샤는 전지(全知)하고 무한하여 아트만으로 이동한다는데 반하여 카필라(Kapila)가 이끄는 삼키아(samkhya)학파는, 볼 수 있는 세계는 신성(神聖, divine)의 현시(顯示)가 아니어서 자연과 모든 창조물은 분리되어 있고 우주의식과는 별도의 것이라 한다. 자아(초월적 자아, the Self)가 아닌 것에 집착하고 그 집착하던 것들이 순수한 우주의식(purusha, 푸루샤, pure cosmological consciousness)과 동일시 될 때 고해가 비롯된다는 이원론(二元論)을 주장하는데 그 이후의 학파들은 모두 이를 부정함으로써 보다 발전된 개념들을 소개한다. 즉, 실재나 존재론적 측면에서 두 개의 독립적인 개념으로 푸루샤(purusha)는 초월적 영혼으로 움직임이 없는 무한대이고 순수한 우주의식이며 남성이고, 프라크리티(prakriti)는 쉼없이 움직이고 창조적이고 능동적이나 의식이 없다. 푸루샤는 보는 주체(seer)이고 프라크리티는 보이는 객체(seen)이다. 프라크리티는 세상만물을 창조하는데 세 가지 방법으로 드러내는데(guna, 군나, 顯示, manifestation) 삳드바(sattva), 라자스(rajas), 그리고 타마스(tamas)이다. 삳드바는 마음과 인지감각(시각, 청각, 후각, 미각, 촉각)의 현시로 마음이 모든 생물학적 그리고 심리학적 활동들과 조화를 이루어야 인지감각들이 외부세계에 결부되는 것이요, 라자는 운동반응과 육체경험의 현시로 목소리, 손, 발, 항문, 성기가 동하는 느낌이 활발해지게 하는 것으로 라자스가 육체적 경험을 가능케 함으로써 몸의 활동을 조절하는 것이요, 타마스는 무지(無智)와 무력(無力)의 현시로 이 현시가 우세해야 오감의 잠재력이 활발해져 감각이 나타나게 된다고 한다.

2. 고전기 시대: 파탄잘리의 요가경

약 2세기 경에 파탄잘리(Patanjali)는 그의 체계적인 저서 『요가경(Yoga Sutra, 瑜伽經』에서 팔지행법(八支行法, the eight-limbed path of yoga)인 아쉬탕가(ashtanga)요가를 소개하고, 고해 면에서는 삼키아와 다르지 않게 푸루샤와 프라크리티의 이원론을 견지하여 결국 자연세계에의 집착에서 벗어나는 것 만이 진짜 자아를 통하여 비추어진 푸루샤의 초월적 질을 높일 수 있다고 본다.

팔지행법(八支行法, the eight-limbed path of yoga)

파탄잘리는 고해로부터 해방되는 깨달음을 얻는 것이 쉽지 않음을 알고 그의 요가경에 체계적인 접근 방법을 제시하는데, 일상생활에서의 피할 수 없는 재잘거림이나 정신적 동요로 인한 무관심, 격리감, 사물과 결과에 대한 집착, 심한 슬픔은 몸을 강하게 하는 고행(苦行, ascetic practice)과 마음을 조절하는 엄격한 정려법(靜慮法, austere meditation)을 결합시켜 조절하는 것이 유일한 길이라 한다.

(1) 야마(yama, 禁制)

이는 요가수행자가 몸을 정갈히 하고 마음을 조절하기 위하여 기본적으로 지켜야 할 윤리적 기초가 되는 행동강령이다. 다섯 가지가 기록되어 있는데 뭉뚱그려 말하면 해치지 말라(do not harm)로 해석할 수 있고 이를 지켜야만 다음 단계로 나아갈 수 있다고 한다. 야마의 다섯 가지는 ① 아힘사(ahimsa, 非暴力, 不殺生, nonviolence), ② 사티아(satya, 眞實, truthfulness), ③ 아세티아(asetya, 不偸盜 , nonstealing), ④ 브라마차리아(brahmacharya, 制慾, 貞潔, abstinence), ⑤ 아파리그라하(aparigraha, 無貪慾, 無所得, nongreed)이다.

(2) 니야마(niyama, 勸制)

일단 야마를 통하여 해치는 행동과 사고를 피하였다면 다음 단계로, 외부세계로부터 빚어지는 고해와 깊은 연결고리를 끊는 긍정적인 행동과 태도 그리고 수련에 집중하는 것이었다. 이 단계를 이루지 못하면 그 다음 단계인 아사나(asana)에 들어갈 수 없었다. 그 다섯 가지는 ① 사우차(saucha, 潔齋, cleanliness), ② 산토사(santosa, 滿足, contentment), ③ 타파스(tapas, 苦行, austerity), ④ 스바디아야(svadhyaya, 讀誦, self-study), ⑤ 이스바라 프라니다나(isvara pranidhana, 至上神, devotion to God)이다.

(3) 아사나(asana, 坐法)

아사나를 통하여 육체의 조절을 얻어냄으로써 혹독한 정려법 수련을 참을 수 있는 강인함을 얻는다. 야마와 니야마를 지나 이 단계에 이르면 현상세계를 인지하고 호의와 측은지심으로 행동하고 그 행동의 결과에 집착하지 아니하고 그 배려감을 몸과 마음으로 가져온다. 파탄잘리는 특별한 자세를 언급하지는 않았으나 단 마음가짐은 안정되고 편안해야 하며, 배열이 적절한지 자세가 좋은지에 집중해야 하며, 태도는 좀 더 긴 시간 동안 노력이나 피로감 없이 유지할 수 있는지에 노력해야 하며, 마음은 조용하고 맑아야 한다고 했다. 동작을 고요하게 하고 몸을 조용히 하는 것이 마음의 동요를 부드럽게 만드는 것이고 육체적인 자세를 안정되게 유지하는 것은 그의 생각을 관찰하여 어느 것이 동하는지 그래서 어느 것을 떨쳐버려야 할지를 이해하게 된다. 물론 아사나 수련을 덜 하면 할수록 주의력은 마음과 감각을 집중해야 할 몸으로부터 멀리 떠나버린다.

(4) 프라나야마(pranayama, 調息)

호흡조절 훈련이다. 요가수련자의 의식을 외부세계에서 내부의 핵심으로, 몸에서 마음과 자아로 옮긴다. 야마와 니야마가 세계에의 행동과 사랑 그리고 봉사에 집중하고 아사나가 육체를 강화하고 존중하는데 중점을 둔 반면 프라나야마는 호흡하는 일로 이동하여 수련자로 하여금 내부의 평화를 찾도록 가르친다. 특별한 조식법의 기술을 적지는 않았으나 호흡의 단순한 행위를 배운 후에 세 가지 동작을 완성해야 하는데 그 세 가지는 첫째, 푸라카(puraka, prolonged inhalation)는 평상시 숨보다 길게 늘여 들이쉬는 숨으로 코를 통하여 폐로 들어온 공기를 프라나 형태로 심장과 배꼽주위까지 들여보내는 것이고, 둘째, 레카카(recaka, deep exhalation)는 역시 평상시 숨보다 길게 내쉬는 숨으로 배꼽주위의 프라나를 이동하여 심장과 폐로 올리고 코를 통하여 내쉬는 것이고, 셋째, 쿰바카(kumbhaka, breath retention)는 들숨과 날숨 뒤에 호흡을 정체시키는 것이다. 호흡을 조절하고 유지함으로써 치타브리티(chittavritti, mental fluctuation)를 고요하게 하여 최종적으로 해탈에 든다고 한다.

(5) 프라티아하라(pratyahara, 制感)

욕구의 대상이 되는 사물로부터의 감각을 거둬들이고, 오감을 통제하여 외부자극이 더 이상 생각이나 행동을 지배할 수 없도록 하는 것이다. 감각을 안으로 거둬들임으로써 자신을 주위의 진행되고 있는 상황으로부터 분리할 수 있고 모든 것을 예리하게 인지할 수 있다고 믿었다.

(6) 다라나(dharana, 執行, 執持)

일단 프라나야마와 프라티아하라를 통하여 몸과 마음이 조절되면 주의력 집중을 위한 수련에 들어가게 된다. 다라나를 완성하면 의식을 한 점으로 결합시킬 수 있어서 배꼽주위, 미간(眉間), 꽃, 스승의 형상, 또는 옴(om)과 같은 소리에 조차도 집중시킬 수 있다. 이러한 주의력집중으로 마음이 산만해지는 것을 막을 수 있을 뿐만 아니라 감각의 활동을 조절할 수도 있다고 한다.

(7) 디아나(dhyana, 靜慮, 禪)

디아나(meditation)를 통하여 우주의식과 깊고도 오래 지속되는 연결을 경험한다. 디아나를 경험하면 육체든 정신이든 모든 집착으로부터 해방되고,

일체간에 연결되어 있음을 앎이 확장되고, 마음・자만・감각・지식・몸・호흡 등 모든 것이 독립된 동일성을 잃기 때문에 즐거움과 슬픔에 무관심한 영원한 고요함에 들게 된다.

(8) 사마디(samadhi, 等持, 三昧)

사마디는 아는 자와 알려하는 행위와 알려진 것 모두를 결합하는 것이다. 거기엔 분별도 적대도 자각도 없다. 전체가 몰입되어 절묘한 균형을 이루는 상태이고 정려의 한 점에 하나가 되어 궁극적으로 자아를 초월하여 주관과 객관 사이의 분별 조차 지우는 상태이다. 사마디가 일생을 통한 노력이이야 하지만 일 순간에 전체를 경험하고 진심으로 우주의식과 하나가 되는 것을 깨달을 수도 있다고 한다.

3. 고전기 이후 시대

파탄잘리의 『요가경』에서 팔지행법이 확실히 요가체계의 중심적 역할의 새 기원을 열어놓은 것은 사실이나 삼키아 철학의 이원론에 깊이 뿌리를 두고 있다는 것 때문에 새 시대를 요구하는 학파들은 파탄잘리의 이원적 세계관을 부정한다. 양자 모두 우주의식은 형체가 없고 동시에 어디든 존재하고 또한 영원하다는 데는 이견이 없으나 이를 파탄잘리는 푸루샤라 하였고 이원론반대자들은 아트만이나 자아라 불렀다. 아트만은 우리 각자에게 존재하지만 감각으로 보이거나 들리거나 냄새나거나 만져지거나 맛이 나는 것이 아니며, 고통은 좀 더 높은 자아로부터 연결고리가 끊어지는데서 비롯되고 해탈은 진정한 초월적 자아를 깨달을 때 온다고 이해하는 것은 의견이 일치하였다.

그러나 고해와 해탈의 문제에 관하여, 이원론자들은 자아가 아닌 모든 것에 매달려 거기에 포섭될 때 즉 그의 모든 관계・행동・느낌・생각・동기가 그의 진정한 자아를 구성한다고 믿게 될 때 고해가 오며, 그러한 것들로부터 집착을 버리고 내재한 초월적 자아를 지적이 아닌 마음으로 깨닫고

자아가 궁극적으로 실재한다는 것을 깨달을 때 해탈이 이루어진다고 이해했다. 이원론반대자들은 고해는 자아와 비자아를 차별하려고 하여 그가 그보다 큰 것의 작은 일부라는 것을 이해하지 못하고 그의 모든 행동과 감각이 초월적 아트만이나 푸루샤의 현시에 불과하다는 것을 망각할 때 생기는 것이고, 해탈은 그의 자아가 분리되지 않고 초월적 자아나 아트만의 통합적 일부분이라는 것을 이해할 때 가능하다고 믿는다.

(1) 탄트라 요가(Tantra Yoga)

4세기경에 나타났지만 오륙백 년이 더 지나서 빛을 보게 된다. 탄트라는 철학변에서 급진적인 출발을 보이는데 베다 경전을 이단으로 거부한다. 해탈은 혹독한 절제와 정려로부터 온다고 믿고 세계와의 관계를 끊어야 한다는 삼키아 학파의 훈계를 깨끗이 잊어버린다. 해탈을 이루는 유일한 방법은 적대성과 이중성을 하나로 통일하는 것이라고 한다. 탄트라 텍스트 중의 하나인 스판다카리카(Spandakarika)의 제3연에 '탄트라 수행자는 이중성 내에서 조차도 이중이 아닌 근본으로 곧장 간다. 왜냐면 순수한 주관은 늘 자신의 본성 내에 침잠되어 존재하기 때문이다[32]' 라고 하여 분리된 실재는 없다고 한다. 육체를 찬양하여 신성의 성전이라 여기고 죽음을 정복하는 방법이라 본다. 전의 철학자들이 푸루샤라 불렀던 우주의식을 시바(Shiva)라 칭하고 몸 안에 내재한다고 하고, 프라크리티라 불리던 자연이나 창조의 원리를 샥티(shakti)라 부르고 척추 기저부에 존재한다고 한다. 시바의 남성적 에너지와 샥티의 여성적 원리가 내적으로 궁극적인 합일을 이루면 최종적으로 해탈 내지는 사마디에 이르게 된다고 본다.

(2) 하타요가(Hatha Yoga)

9-10세기 경에 약간 급진적인 철학적 기초 위에 탄트라의 원리를 따라 유래한 하타요가는 육체중심적이고 마법력 같은 면에서 이단으로 보기에 모

32) Daniel Odier, Yoga Spandakarika: The Sacred Texts at the Origins of Tantra, Translated from the French by Clare Frock, Inner Traditions, 2004, p.25

자람이 없는 평판을 얻었으나 실제로 현대의 운동요가의 대표격으로 자리매김하고 있다. 탄트라와 마찬가지로 양극(polarity)으로부터 빚어지는 고해는 질병과 망상과 고통을 일으키므로 하타의 ha(해)와 tha(달)의 결합이 보이듯이 양극성이 가지는 힘을 통일시켜 몸과 마음을 결합시키는 것이 관건이다. 탄트라요가보다는 성(性)적 합일에 관심이 덜한 하타요가는 육체를 신성한 몸으로 변환시켜 깨달음에 이르러 병에 걸리지 않고 결함이 없고 젊어 보이고 신비의 사도가 되고 마법력을 지니게 된다고 한다.

하타요가가 고전기 이후 시대에 약간 지엽적인 위치를 차지하였어도 매우 인상적인 주석서나 교범이 편찬되었는데 하타요가의 아버지라 불리는 고라크샤(Goraksha)에 의한 텍스트인 싣드하 싣드한타 팓드하티(Siddha Siddhanta Paddhati), 스바트마라마 요긴(Svatmarama Yogin)의 하타요가 프라디피카(Hatha Yoga Pradipika), 게란다(Gheranda)의 게란다 삼히타(Gheranda Samhita), 그리고 가장 포괄적이고도 민주적인 하타요가의 주석서인 시바 삼히타(Shiva Samhita) 등이 있는데 18세기 초에 쓰여진 시바 삼히타는 가정에서도 수련할 수 있는 데에 중점을 두었다.

하타요가를 수련하기 위해서는 고라크샤가 기술하고 그 이래로 발전된 개념인 하타요가 생리학을 이해해야 육체를 변환시킬 수 있는데 인체의 각부 장기 이외에도 나디(nadi, 한자문화권의 經絡과 유사함, ethereal channels through which prana circulates), 차크라(chakra, psychoenergetic centers loosely corresponding to the neuroendocrine system), 그리고 부타(bhuta, the five elements of nature inherent within the body itself)를 이해해야만 한다. 몸은 우주를 반영한다고 믿었기 때문에 육체의 모든 것은 자연세계에서 발견되는 모든 것의 소우주라 본다. 예를 들어 자연의 다섯 요소인 공기·불·물·흙·공간(또는 에테르)이 몸 안에도 있어 공기(vata)는 호흡과 동작으로 나타나고, 불(agni)은 소화력이나 열로 나타나고, 물(ap)은 소변·정액·피·땀·침으로 나타나고, 흙(prithivi)은 뼈·근육·피부와 같은 단단한 것으로 나타나고, 에테르(akasha)는 대기권 밖 우주의 반영으로 몸 안에서는 가장 미묘하고도 가장 빛나는 내부 공간으로 나타난다. 우주의 축소판으로서의 몸을 정려함으로써 모든 것이 서로 연결되어 있음을 이해하게 되고, 몸을 초월함으로써 우주를 초월할 수 있게 된다.

하타요가는 또 육체를 각기 다른 주파수로 진동하는 다섯 겹의 덮개(kosha, sheath)로 이루어졌다고 보는데, 서로 간에 의존적이면서도 통과할 수 있는 코샤는 가장 바깥 층이 안나마야 코샤(annamaya kosha)인데 이는 피부·근육·뼈·부타(bhuta, five gross elements)로 구성된 육체를 말하고 이 층은 아사나로 수련되는 층이다. 그 안쪽의 층은 프라나미야 코샤(pranamaya kosha)로 활력으로 구성된 생리학적 몸이고 순환기·호흡기·내분비·소화기·신경계·생식기 계통의 체계를 포함하고 프라나야마로 수련되는 층이다. 마노마야 코샤(manomaya kosha)는 마음으로 이루어진 정신심리적 몸으로 마음 뿐만 아니라 감정도 포함되고 정려로 이 층에 도달된다. 비주나나마야 코샤(vijnanamaya kosha)는 의식으로 구성된 층으로 지적인 몸을 나타내며 주나나 마르가(jnana marga)를 통한 성서공부로 이 층을 일깨운다. 가장 안쪽의 층인 아난다마야 코샤(anandamaya kosha)는 희열을 이루는 층으로 영혼의 몸을 나타내며 초월적 자아를 둘러싼다. 아사나와 프라나야마와 디야나를 완성하면 모든 코샤들이 수련자의 행동을 도와 이롭게 한다. 즉 정려는 근육과 관절의 스트레스를 풀어주고(annamaya kosha), 그래서 교감신경 계통을 고요하게 만들고(pranayama kosha), 감정을 온화하게 만들고(manoyama kosha), 그럼으로써 마음을 고요히 하여 좀 더 선명하게 볼 수 있도록 하며(vijnanamaya kosha), 그것이 다시 신성한 자아에 가까이 닿게 만든다(anandamaya kosha). 하타요가는 마음을 마나(mana)와 붇디(buddhi)로 나누는데 마나는 감각으로부터 취하는 열등한 의식으로 이리저리 뛰어오르고 외부자극에 대해 걱정에 빠지는 경향이 있으므로 프라나야마와 같은 요가를 필요로 하는 마음이다. 붇디(buddhi)는 지혜를 지배하는 고등한 식별능력을 가진 마음이다. 요가수련자는 열등한 마음을 다스려 고등한 분디 마음을 일깨운다.

나디(nadi)란 기본적 의미로는 혈액을 나르고 노폐물을 몸 밖으로 배출하는 동맥과 정맥을 뜻하고, 비전(秘傳)적 의미로는 몸으로 소통하는 프라나(prana)나 활력(活力, 生氣, vital energy, life force)이 순환되는 미묘한 경로이다. 요가수련자가 건강을 유지하려면 반드시 그의 동정맥이 깨끗하게 열려 있어야만 혈액의 흐름이 원활할 것이고, 마음을 느슨하게 하여 높은 차원의 자아와 결합하려면 척추 내의 나디가 순하게 유지되어 프라나의 흐름이 방해 받지 않아야 한다. 하타요가 생리학에 따르면 이 두 개의 소통로는 서로 연결되어 있다. 몸의 중심축인 척추는 모든 것을 조절하는데 척추 내의 여러 층의 나디 중 제일 중요한 것은 수슘나 나디(sushumna nadi)로 척추의 기저부에서 머리 정수리로 프라나를 운반한다. 수슘나 나디의 오른쪽으로 핑갈라 나디(pingala nadi)가 있는데 이는 중심축 기저부에서 시작하여 오른쪽 콧구멍에서 끝나고 덥게 또는 팽창성인 성질이 있어 활력을 나르는 역할을 한다. 이 나디는 교감신경계통과 가장 근접한 생리학적 기능으로 몸에 활기를 돋우고 원기를 북돋우며 호흡과 심혈관계 기능을 조절한다. 이다 나디(ida nadi)는 수슘나 나디의 왼쪽에 있고 성기의 바로 위쪽에서 시작하여 왼쪽 콧구멍에서 끝나고 배꼽에서 발까지의 하체를 지배한다. 생리학적으로 부교감신계통과 비슷하여 이 나디가 이완하면 몸의 균형을 회복한다. 호기나 호기후의 정지상태를 지배하여 차게 하거나 고요하게 하는 성질을 갖는다. 시바 삼히타(Shiva Samhita)에 따르면 불사의 감로수라 불리는 암리타(amrita)가 이 나디에서 흐르며 온 몸에 자양분을 준다고 한다. 하타요가의 목표는 프라나를 결집시키는 것인데 이다와 핑갈라 나디가 순환하여 수슘나 나디로 향하면 프라나가 증폭되어 쿤달리니 샥티(kundalini Shakti)를 점화하여 수슘나 통로로부터 정수리로 향하여 우주의식인 시바(Shiva)와 결합한다.

차크라(chakra, 그림 23)는 수슘나 나디의 안쪽에 깊숙이 존재하는 것으로

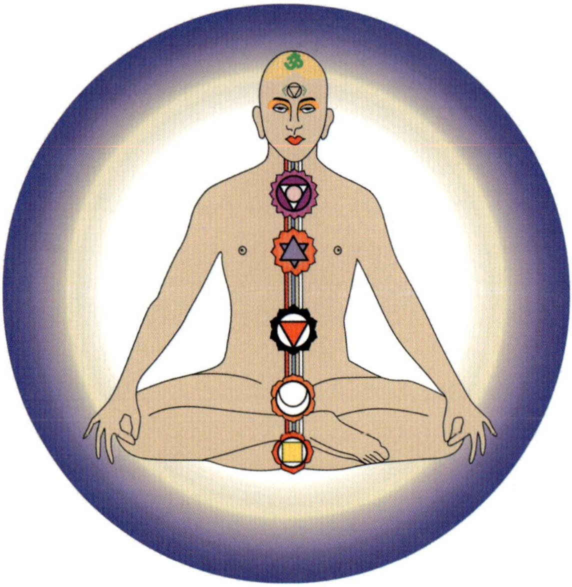

그림 23. 차크라(chakra)
(Linda Sparrowe, YOGA, A YOGA JOURNAL BOOK, 2002, p.37)

소용돌이치는 에너지바퀴 모양으로 척추의 축에 따라 일곱 개가 있는데 강한 요가수련과 프라나야마 수련만이 이를 일깨워 신성한 에너지를 활성화시킨다. ① 물라다라 차크라(Muladhara Chakra, The Root Wheel)는 척추의 기저부에 위치하는 첫 번째이자 기초가 되는 차크라이다. 흙의 요소이고 심홍색이고 진언은 람(lam)이고 감각은 후각이고 작용기관은 발이고 이 에너지는 다키니(Dakini)여신이 지배한다. 척추 기저부 · 다리 · 발 · 대장이 이 차크라와 연관이 있고 이 차크라에 정려를 함으로써 공중부양을 할 수 있다고 되어있다. 수슘나 나디가 이 차크라에서 나오고 쿤달리니 샥티(kundalini shakti)가 그 안 깊숙이 소용돌이치며 들어있다. ② 스바디시타나 차크라(Svadishthana Chakra, The Self-Based Wheel)는 물의 요소이고 오렌지색이고 비슈누(Bishnu)신과 라키니(Rakini)여신에 의해 지배를 받고 중심부는 배꼽이 된다. 감각은 미각이고 작용기관은 손이고 진언은 밤(vam)이다. 생식기에 위치하여 생식을 구현한다. 생식기 · 골반부 · 천골부 · 요추 · 방광·신장이 이 차크라와 연관이 있고 이 차크라에 정려하면 반대 성에 매력적이게 된다. ③ 마니푸라 차크라(Manipura Chakra, The Wheel of the Jeweled City)는 태양신경총(solar plexus) 안쪽 깊숙이에 위치하고 공포·분노·증오·수치 등의 감정을 관장하고 호흡에 연결된다. 루드라(Rudra)신과 라키니(Lakini)여신이 지배하고 진언은 람(ram)이다. 색은 노랑이고 불의 요소이고 감각은 시각이고 작용기관은 위장관이고 소화와 대사를 관장한다. 이 차크라에 정려하면 고통과 질병으로부터 자유를 얻고 마법 수준의 힘을 얻는다. ④ 아나하타 차크라(Anahata Chakra, The Wheel of the Unstruck Sound)는 좀 더 강력한 차크라 중의 하나로 심장 중심부에 위치하고, 아래 부분의 차크라에 존재하는 프라크리티나 샥티 같은 물리적 성격이 위 부분 세 개의 차크라에서 존재하는 시바나 푸루샤 같은 신성의 정수가 만나는 곳이기도 하다. 피나킨(Pinakin)신과 카키니(Kakini)여신에 의해 지배를 받고 개별적 자아의 근거지이며 초월적 자아의 자리이기도 하다. 색은 녹색이고 진언은 얌(yam)이고 공기의 요소이고, 감각은 촉각이고 작용기관은 음경이다. 이 차크라는 심장과 폐에 연관이 있고 희망·불안·회의·후회·이기심과 같은 감정을 관장한다. 이 차크라에 정려하면 투시력과 초인적인 청력을 획득하고 동정심이 발달하고 영감이 심화된다. ⑤ 비슈다 차크라(Vishuddha Chakra, The Pure Wheel)는 인후부에 위치하고 해탈에 이르는 통로이고 지적인 의식의 자리이다. 샤키니(Shakini)여신에 의해 지배를 받고 소리와 에테르의 요소이고 색은 회자색이고 감각은 청각이고 작용기관은 입이고 진언은 함(ham)이다. 이 차크라에 정려하면 고대 경전을 즉시에 이해하고 우주를 창조하는 소리 아래에 감춰진 파동을 경험하고 즉시 이해한다. ⑥ 아주나 차크라(Ajna Chakra, The Command Wheel)는 양 미간 사이에 위치하여 제3의 눈이라고도 하고, 제자가 스승을 주시하면서 텔레파시로 가르침을 받는 자리라 하여 도사(導師) 차크라(guru chakra)라고도 한다. 구성하는 요소는 없지만 색은 짙은 남색이고 감각은 인지력이고 작용기관은 요니(yoni, female genitalia)이고 진언은 옴(om)이다. 파라마 시바(Parama-Shiva)신과 하키니(Hakini)여신에 의해 지배를 받고 이해영역과 집중력을 주재한다. 이 차크라가 균형을 잡으면 박애와 신의를 지속적으로 느끼고 텔레파시나 미래를 보는 영력을 받는다. ⑦ 사하스라라 차크라(Sahasrara Chakra, The Thousand-Spoked Wheel)는 머리 정수리에 위치하고 마지막 차크라이고 남성 에너지인 시바가 여성원리인 샥티와 결합하는 곳이다. 우주의식의 본거지로서 모든 색 · 모든소리 · 모든감각 · 모든 작용기관 · 몸과 마음의 모든 기능을 포함한다. 마음의 가장 높은 기능과 연관하여 생각이 명료한 것 이상으로, 생각 속의 생각과 행동 이전의 행동을 포함한다. 마음으로 생각함으로써 지혜가 나오고 열린 마음이어야 그것을 경험한다.

하타요가에는 이러한 해부학적 또는 생리학적 개념 외에 실천직인 깅령등이 많이 있는데 수련 전에 차크라를 확보하고 소용돌이 에너지를 분출하기 위해 몸을 깨끗이 하는 정화의식 등이 있으며, 차크라나 몸의 특정 부위에 에너지의 흐름을 조절하기 위한 자각이 필요한데 이 자각을 이루기 위한 신성을 일깨우는 수련 등이 있다.

제2장
호흡요가

I. 호흡요가의 기원

문헌상 호흡요가가 최초로 모습을 드러내는 것이 아타르바 베다(Atharva Veda)라고는 하지만, 프라나야마(pranayama)라는 체계적인 형태는 파탄잘리에 의해 저술된 『요가수트라(Yoga Sutra, 瑜伽經)』에서 팔지행법(八支行法, the eight-limbed path of yoga) 중의 네 번 째 단계로 나타난다. 프라나(prana)는 생체 에너지(vital energy, 生氣) 또는 활력(vital force)을 의미하고, 아야마(ayama)는 신장(extension) 또는 확장(expansion)을 의미하고, 야마(yama)는 제어(restraint)또는 조절(control)을 의미하므로 종합적으로 엮어보면 호흡을 연장선상으로 길게 늘리고 공간적으로 확장시키고 그리고 이러한 과정을 조절하는 것이라 말할 수 있다. 결국 호흡요가는 호흡을 통하여 생체 에너지를 몸의 나디(nadi, body's subtlest channels)를 통하여 의식적으로 실어 나르는 수련이다. 인도에서는 신을 의미하는 GOD를 Generator(생성자). Organizer(형성자), Destroyer(소멸자)라 말하는데 호흡에 적용하여 들이쉬고-멈추고-내쉬는 과정에 맞춰 흡기(inhalation)를 생성력, 정체(retention)을 형성력, 호기(exhalation)를 소멸이라 한다.[33)]

II. 호흡요가의 다섯 가지 측면

프라나(prana)는 단순히 들이쉬고 내쉬는 공기 이상의 의미로 활력(life force), 생체 에너지(vital energy, 생기), 영혼(spirit), 우주호흡(cosmic breath) 등을 뜻한다. 베다 경전 이래로 많은 요가수련자가 프라나는 적어도 다섯 가지 이상의 다른 측면이 있음을 분석했다.

---

33) B.K.S. Iyengar, LIGHT ON LIFE: The Yoga Journey to Wholeness, Inner Peace, and Ultimate Freedom, RODALE, 2005, p.66

1. 프라나(prana, 乘氣呼吸)

심장에 위치하여 붉은 색을 띠고 태양의 격렬한 에너지와 연관이 있고 가벼우며 활기를 돋우는 역할을 한다. 우주활력인 프라나와는 별도로 핑갈라 나디로부터 오는 개별적인 프라나가 있는데 이는 가슴과 몸통과 위장을 지배하고 들숨과 날숨 뿐만 아니라 심혈관의 건강을 조절한다.

2. 아파나(apana, 降氣呼吸)

몸의 하체 특히 소화기와 생식기를 지배한다. 고요하게 하고 집중시키는 것을 고려하면 달과 연관이 있고 날숨과 관련이 있다. 프라나와 아그니(agni, digestive fire)가 함께 배에 모이면 아파나는 신성한 힘(kundalini power)을 일깨운다고 말한다.

3. 비아나(vyana, 放散呼吸)

몸에 특히 관절・눈・귀・인후부에 활력을 순환시키고 프라나의 들숨과 아파나의 날숨을 돕는다. 텍스트에 따라 이 비아나는 언어능력을 활성화시킨다는 것도 있다.

4. 우다나(udana, 浮揚呼吸)

역시 활력을 순환시켜 관절과 사지와 소화기에 집중시킨다. 파탄잘리는 우다나의 효과를 공중부양과 같은 초능력도 포함한다고 말한다.

5. 사마나(samana, 營養呼吸)

사지로 고루 퍼지게 하여 몸의 소화와 배설의 기능을 지배한다. 몸에 음식을 골고루 분배하고 영양을 제공한다. 선대의 텍스트에는 심장에 있다하고 하타요가에서는 배꼽에 있다고 한다.

III. 또 하나의 큰 흐름, 기공(氣功)

호흡양생법의 전체를 보고 의학적 해석을 연결시켜보고자 함이 목적이므로 인도의 호흡요가에 국한하지 않고 중국의 기공도 개략해 보고자 한다. 기공 역시 호흡에만 국한되지 않고 고대로부터 다섯 분야 즉 조신(調身), 조식(調息), 조심(調心), 조음식(調飮食), 조수면(調睡眠) 중 조식을 호흡이라 본다.[34)]

1. 기공의 기원

그 기원을 거슬러올라가 보면 기원전 약 3000년 경의 인물인 황제헌원(黃帝軒轅)과 기백(岐伯)의 문답을 집대성한 『황제내경(黃帝內經)』과 당나라 시대의 명의인 손사막(孫思邈)의 『천금요방(千金要方)』 등에서 양생에 대한 언급이 여러 차례 있었으나 실제로 '기공'이란 용어가 나타나는 것은 진(晉)나라 때 허손(許遜)의 『영검자(靈劍子)』이고 그 이후로 많은 저서에서 기공이란 용어를 사용한다.

기공의 종류는 시대가 변천하면서 문파(門派)에 따라 가감되어 변형·발전하지만 고래로부터의 원형인 다섯 종류 즉 토납법(吐納法), 도인법(導引法), 선정법(禪定法), 주천법(周天法, 煉丹), 존상법(存想法)의 범위를 크게 벗어나지 않는다.

① 토납법(吐納法)은 호흡을 위주로 단련을 하는 방법으로 연기(煉氣), 행기(行氣), 조기(調氣), 태식(胎息)이라고도 하며 정기(精氣)를 호흡하거나 묵은 기운(故)를 뿜어내고(吐) 새로운 기운(新)을 들이쉰다(納)는 지도하에 발전된 개념으로 다시 납기(納氣), 토기(吐氣), 태식(胎息)의 3대 분파로 나뉜다.

② 도인법(導引法)은 도인(道引)이라고도 하며 행공(行功)을 위주로 몸을 신전시켜 정기(精氣)를 이끌어온다는 의미이다. 『여씨춘추(呂氏春秋)』의 '움직이지 않으면 정(精)이 흐르지 않고 정(精)이 흐르지 않으면 기(氣)가 막힌다'[行不動則精不流, 精不流則氣郁. 呂氏春秋, <季春紀>, <盡數>

34) 曲黎敏, 彭贤, 易道气功养生, 中国书店, 2006, 9页

中)는 의미를 받아들여 뜻과 기가 서로 합하여 심신합일을 이루도록 수련을 하는 것이고 투로식(套路式)과 분행식(分行式)으로 나뉜다.

③ 선정법(禪定法)은 생각을 안으로 거둬들여 조용히 앉아 마음을 집중하여 고요함에 드는 수련으로 좌선(坐禪)이라고도 하며 수식관법(數息觀法), 지관법(止觀法), 벽관법(壁觀法)으로 나뉜다.

④ 주천법(周天法, 煉丹)은 도가(道家)에서의 주요한 수련으로 내단공(內丹功), 내단술(內丹術), 단정술(丹鼎術)이라고도 불리며 정신을 안으로 지키고 생각을 안으로 거둬들여 뜻과 기가 서로 의지하게 하여 안에서의 기로 하여금 임맥(任脈)·독맥(督脈)·충맥(沖脈) ·대맥(帶脈)·음유맥(陰維脈)·양유맥(陽維脈)·음교맥(陰蹺脈)·양교맥(陽蹺脈)의 팔맥에 경락(經絡)을 주유하고 운행하도록 한다.

⑤ 존상법(存想法)은 상상력을 이용하여 뜻과 생각을 집중하여 치료작용을 이끌어내는 방법으로 안을 보는 것과 관련하여 관상(觀想)이라고도 한다. 존상(存想)과 관상(觀想)의 두 방법이 있다.

2. 기공의 호흡법

기공수련의 방법 중 최초로 등장하는 토납법(吐納法)이 정기(精氣)를 호흡하는 기공의 호흡법이며 토납법 안에서도 세 개의 분파로 나뉜다.

(1) 납기법(納氣法)

폐기법(閉氣法)이라고도 하며 남북조 시대 때 도홍경(陶弘景)의 『양성연명록(養性延命錄)』에 '똑바로 누워 눈을 감아 한 곳에 고정한 채 기도를 닫고 숨을 쉬지 않으면 마음이 가운데로 온다(正偃臥, 瞑目握固, 閉氣不息與心中)'는 원리의 수련법이나 단순히 기도를 닫는 방법보다는 흡기를 연장시켜 호기를 정지시키는 방법으로 진행한다.

(2) 토기법(吐氣法)

호기를 단련시키는 것을 위주로 하며 『양성연명록(養性延命錄)』에 '토기(吐氣)란 내뿜기(吹)·내쉬기(呼)·훌쩍거리기(唏)·아 소리내기(呵)·입김불기(噓)·부르짖기(呬)가 모두 기를 내보는 것이며, 행기(行氣)는 코로 들이마시고 입으로 내쉬고 거둬 끌어내 장식(長息)을 하는 것이다'라고 한다.

(3) 태식법(胎息法)

내쉬고 들이쉼을 느리게 연습하고, 부드럽고 조화롭게 하여 호흡을 깊고 길게 하는 방법이다. 명나라 때의 『섭생삼요(攝生三要)』에서 '모름지기 기를 생각하자면 기가 나옴은 배꼽으로부터 나오고 기가 들어감은 배꼽으로부터 사라진다. 그 세세함을 조절하여 습득한 후에는 입과 코를 사용치 않고 배꼽으로 호흡하여 포태 중에 있는 것과 같이 호흡을 하니 태식이라 한다(須想其氣, 出從臍出, 入從臍滅. 調得其細, 然後不用口鼻, 但以臍呼吸, 如在胞胎之中, 故曰胎息.)'라고 씌여있다. 도가에서는 하늘의 기(天氣)를 받은 이후라도 천기 이전의 기(先天氣)를 끌어내 접할 수 있다고 믿는데 기호흡에 전념하여 부드럽기에 이르길 영아에 이를 수 있는(專氣致柔 , 能嬰兒乎?, 『道德經』, 第10章) 경지를 말하고 있다. 태식은 체내의 원기(元氣)를 증강시키고 축적하여 기와 혈의 운행을 개선하고 저항력을 키우고 몸을 건강케 하고 병을 떨치고 마음을 닦고 성을 배양하며 잠재능력을 개발한다고 한다.

3. 경락(經絡)과 맥(脈)

요가에서의 나디(nadi)와 차크라(chakra)의 개념처럼 한자문화권에서도 기의 소통경로를 규명해 두었다. 침(針)을 찌르는 원리를 위해 개발된 개념이지만 요가에서 호흡요가 만이 사마디에 드는 방법이 아니듯이 한의학에서도 침 만이 기가 흐르는 경로를 지침으로 삼는 게 아니다.

우선 한의학에서의 오장육부(五臟六腑)의 분류와 속성을 알아야 경락과 연결시킬 수 있기에 음양오행의 개념을 결부시켜 설명해 본다. 오장은 음(陰)이며 간(肝)・심장(心臟)・비장(脾臟)[35]・폐(肺)・신장(腎臟)이고 육부는 양(陽)이며 담・소장・위・대장・방광・삼초(三焦)[36]이다. 오행을 적용하면 간・담이 목(木)이고 심장・소장이 화(火)이고 비・위가 토(土)이고 폐・대장이 금(金)이고 신・방광이 수(水)이다.

오장(五臟)은 자양분을 저장(貯藏)하는 음(陰)의 장기이고 육부(六府)는 몸 밖으로 내보내는 양(陽)의 통로이다. 이러한 오장육부의 기능을 지배・조절・소통시키는 줄기가 경(經)이고 갈래가 락(絡)인데 이를 통칭하여 경맥(經脈)・락맥(絡脈)이라 하고 줄여 경락(經絡) 이라 한다. 음(陰)은 태음(太陰)・소음(少陰)・궐음(厥陰)이 있고 양(陽)은 태양(太陽)・소양(少陽)・양명(陽明)이 있어서 각각 손과 발에 도달하므로 12개의 경락이 존재하며 또한 몸의 정중앙 시상면(矢狀面, sagittal section)에서 앞쪽으로는 임맥(任脈), 뒤쪽으로는 독맥(督脈)이 흘러 총 14개의 경맥(經脈)을 가진다. 이를 열거하면 다음과 같다.[37]

① 수태음폐경(手太陰肺經, Lung Meridian)
② 수양명대장경(手陽明大腸經, Large Intestine Meridian)
③ 족양명위경(足陽明胃經, Stomach Meridian)
④ 족태음비경(足太陰脾經, Spleen Meridian)
⑤ 수소음심경(手少陰心經, Heart Meridian)

---

35) 脾는 비장을 의미하는데 오행상 土에 해당하므로 중앙에 위치하고 황색이어야 하고 음식물을 변환시키는 작용을 해야 한다. 그러나 해부학적으로 비장은 왼쪽 신장 위의 구석에 위치하고 붉은 색에 가까우며 생리학적으로는 혈액의 저장고 역할(GUYTON & HALL, TEXTBOOK OF Medical Physiology, 2006, p.179)을 하므로 오행에 부합되지 않는다. 차라리 췌장(膵臟)이라면 중앙에 위치하고 지방덩어리로 덮인 노란색이고 음식물을 소화시키는 효소를 분비하는 주요장기이므로 변환의 작용까지 정확히 들어맞는다. 췌장이라는 단어가 유입된 역사부터 잘못된 것이기에 한글로 이자라고 하는 이선(胰腺) 또는 이장(胰臟)이 정확한 표현이다(英汉医学辞典 上海科学技术出版社 第2版 2002, 1296页；英汉百科翻译大词典 人民日报出版社 1995, 2001页) 즉 脾는 胰로 대체하여 적용해야 맞다.

36) 상초(上焦)・중초(中焦)・하초(下焦)를 말하나 해부학적인 위치와 일치하지 않아 개념을 잡기가 난해하다. 단지 인체 내의 배출해야 할 물질들이 많이 쌓여있는 내강(內腔)으로 상초는 심장 위쪽 가슴 즉 폐와는 별도로 배출해야 할 이산화탄소가 많은 기도내강(氣道內腔) 또는 흉강(胸腔)을 말하며, 중초는 영양분으로 쓸 음식을 제외한 찌꺼기를 내보내야 할 위내강(胃內腔) 또는 복강(腹腔)을 말하고, 하초는 배꼽 아래 노폐물을 배출해야 할 방광내강(膀胱內腔) 또는 골반강(骨盤腔)으로 이해하면 무리가 없을 것이다(MAOSHING NI, Ph.D., THE YELLOW EMPEROR'S CLASSIC OF MEDICINE: A NEW TRANSLATION OF THE NEIJING SUWEN WITH COMMENTARY, SHAMBHALA, 1995, p.34; 高士宗 著 孔国中 方向红 点校, 黄帝内经素问直解, 学苑出版社, 2003, 63页).

37) 马莳 著 王洪图 李砚青 点校 黄帝内经灵枢注证发微 科学技术文献出版社 2000, 68-129页

⑥ 수태양소장경(手太陽小臟經, Small Intestine Meridian)

⑦ 족태양방광경(足太陽膀胱經, Bladder Meridian)

⑧ 족소음신경(足少陰腎經, Kidney Meridian)

⑨ 수궐음심포경(手厥陰心包經, Pericardium Meridian)

⑩ 수소양삼초경(手少陽三焦經, Triple Warmer Meridian)

⑪ 족소양담경(足少陽膽經, Gallbladder Meridian)

⑫ 족궐음간경(足厥陰肝經, Liver Meridian)

⑬ 독맥(督脈, Du Meridian)

⑭ 임맥(任脈, Ren Meridian)

원활한 기의 소통을 위하여 어느 하나 소홀히 할 수 없는 경락이지만 지금 관심을 가지고 논의를 하고 있는 분야는 호흡에 관한 것이므로 폐에 직접적으로 연관된 수태음폐경(手太陰肺經)을 알아보고, 더 연장하여 음금(陰金)인 폐와 짝을 이루는 양금(陽金)이면서 해부학적으로도 미주신경(迷走神經, vagus nerve)이 폐를 관통하여 영향을 주는 대장(大腸)[38]을 관장하는 수양명대장경(手陽明大腸經)까지만 상술하고자 한다.

① 수태음폐경(手太陰肺經, lung meridian)

폐는 손의 태음맥(太陰脈)으로 복강내 위체부(胃體部. gastric body)에서 기시하여, 아래로는 대장(大腸)과 그물처럼 연결되고(그림 24), 되돌아 위기저부(胃基底部, gastric fundus)를 순환하고,

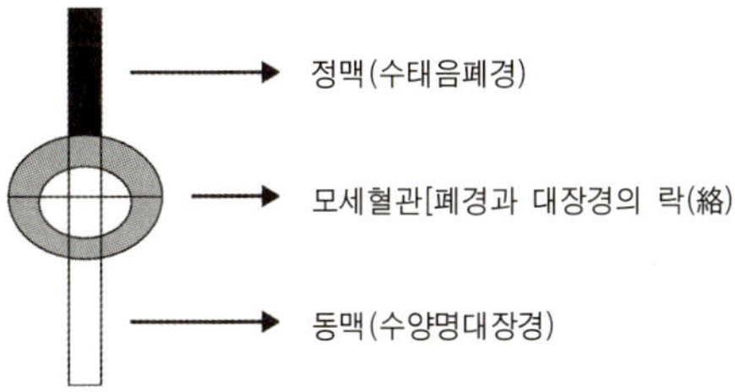

그림 24. 모세혈관과 락(絡)의 유사점

38) GRAY'S ANATOMY: The Anatomical Basis of Clinical Practice, THIRTY-NINTH EDITION, 2005, p.557

횡격막 위쪽 폐로 속하고, 인후(咽喉)부로부터 횡으로 액와부(腋窩部, 겨드랑이)로 나오고, 아래로 안쪽 상완(上腕, 上膊, upper arm)으로 순행하고, 수소음심경(手少陰心經)의 앞을 지나, 주관절(肘關節, elbow) 가운데로 내려와, 전완(前腕, 下膊, forearm)의 요골원위부(橈骨遠位部) 융기된 곳 아래 모서리로 순행하여, 촌구(寸口)로 들어가고,[39] 어제혈(魚際穴)을 지나 무지(拇指) 끝으로 나간다. 이 경맥의 혈(穴, 그림 25)의 연결은 중부(中府)-운문(雲門)-천부(天府)-협백(夾白)-척택(尺澤)-공최(孔最)-열결(列缺)-경거(經渠)-태연(太淵)-어제(魚際)-소상(少商)이다.

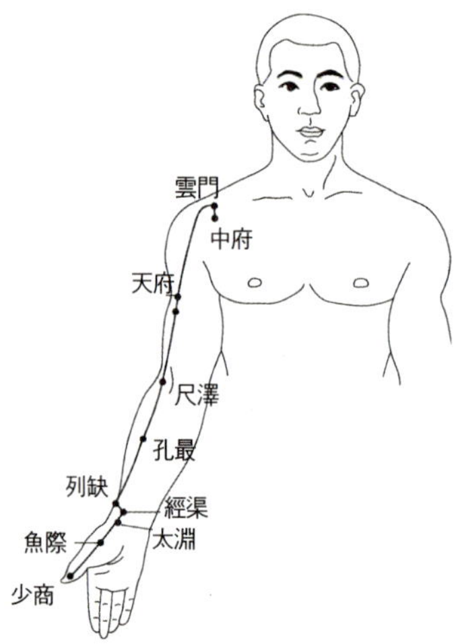

그림 25. 수태음폐경(手太陰肺經, lung meridian)
(http://blog.sina.com.cn/u/474332860100011n/, 十二經絡圖詳解, 2007.1.19기준)

② 수양명대장경(手陽明大腸經, large intestine meridian)

대장은 손의 양명(陽明)맥이고, 검지의 끝에서 기시하여 모서리를 지나 엄지와 검지가 만나는 합곡(合谷)을 나오고, 위로 비연와로 들어가고, 전완의 위 모서리를 지나, 팔꿈치 바깥쪽 모서리로 들어가고, 상박의 바깥 앞쪽 모서리

39) 손목의 엄지쪽 등편으로는 엄지를 신전시키면 움푹 패인 굴이 생기는데 이를 비연와(鼻煙窩, 코담배굴, snuff box)라고 하고 손등쪽의 장무지신전인대(長拇指伸展靭帶, extensor pollicis longus)와 손목 모서리쪽의 단무지신전인대(短拇指伸展靭帶, extensor pollicis brevis)에 의해 형성된다. 이 굴 안쪽으로 주행하는 요골동맥의 맥을 짚는 곳이어서 이를 관(關)이라 하고 단무지신전인대의 손바닥면(palmar aspect)으로는 관으로 돌아가기 전의 요골동맥의 맥을 짚는 곳으로 촌구(寸口) 또는 촌(寸)이라 한다.

로 올라가, 견갑부(肩胛部)로 올라가고, 어깻죽지의 앞 모서리로 나와, 경추(頸椎)하방의 독맥 중 대추(大椎)혈과 만나는 곳의 위로 돌아나오면서, 아래로 족양명위경(足陽明胃經)의 결분(缺盆)・폐경의 락(絡)・횡격막・대장으로 들어간다. 다른 가지는 결분에서 목으로 올라가 뺨을 뚫고 치아 가운데로 들고, 다시 돌아나와 입을 끼고 좌우로 교차하여 인중과 만나고, 위로 콧구멍을 끼고 올라온다. 그 혈(穴, 그림 26)의 연결은 상양(商陽)-이간(二間)-삼간(三間)-합곡(合谷, 2)-양계(陽溪)-편력(偏歷)-온류(溫溜, 3)-하렴(下廉)-상렴(上廉)-삼리(三里)-곡지(曲池,)-주료(肘髎, 4)-오리(五里)-비노(臂臑, 5)-견우(肩髃, 6)-거골(巨骨, 7)-천정(天鼎, 13)-부돌(扶突, 14)-화료(禾髎, 15)-영향(迎香, 16)이다.

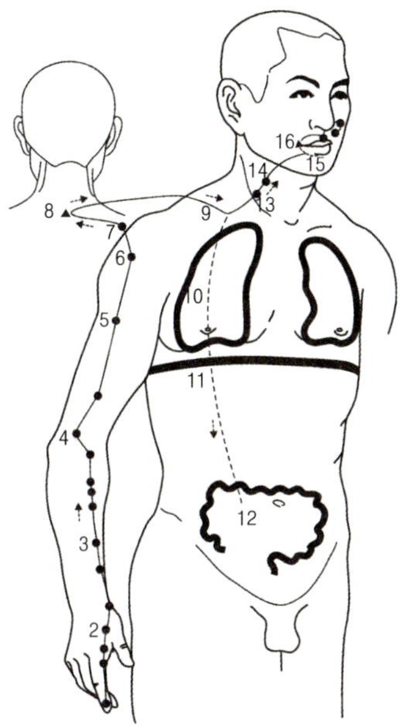

그림 26. 수양명대장경(手陽明大腸經, large intestine meridian)
(http://www.hgjl.net/gogo3.asp?newsid=233, 中國健康經絡网, 2007.1.12기준)

이러한 경락과 경맥의 흐름이 막히면 각각의 경락이 지배하는 장기의 병증을 표출하며 또한 이러한 흐름의 원리를 이해하여 임상적으로 응용하고 있음은 비단 동양의학 뿐만 아니라 서양에서도 그 쓰임이 입증되고 있다. 흔히 경락을 이용하여 침으로 마취한 상태에서 수술을 시행하는 것이 그 예이다.[40]

Ⅳ. 호흡법과 그 움직임의 의미

원래 호흡이란 것은 없었다. 모체의 자궁 안에서 탯줄을 통해 영양을 공급받으며 생명을 시작했을 뿐 호흡이란 모체로부터 분리되는 순간에 독립적인 삶을 영위하기 위해 생겨난 중간산물이자 방편일 뿐이다. 어쩌면 분리가 아니라 탯줄로부터의 연결이 대기(大氣)와 숨통으로의 연결로 대체됐다고 표현할 수도 있다. 이는 모체라는 소우주로부터 대기라는 대우주로의 전환된 성숙과정이다. 즉, 호흡은 생명수단의 본말(本末) 중 말은 아니라도 본 역시 아니다. 그러므로 호흡이 주(主)가 아닐 경우 생명을 유지하는데 발생할 수 있는 문제를 해결할 실마리가 있을 거라는 역추론이 가능하다. 그것을 추구하는 것이 호흡법(呼吸法)이다. 숨을 들이쉬고 내쉬는 반복적인 움직임에서의 최종목표는 숨을 내쉬는지 들이쉬는지의 구별을 못하는 단계에 있다. 그러자매 들숨과 날숨의 분별과 양극한(兩極限)의 확장훈련이 필요한 것이다. 치밀한 분별(分別)과 처절한 수행(修行)만이 온전한 통합(統合)으로 갈 수 있기 때문이다. 요가가 호흡을 통해서 추구하는 의미를 파악한 현 시점에서 또 다시 유념해야 하는 것은 호흡법의 수련과정상 끊임없이 회의를 가질 현대인의 과학시대와 밀접한 분석적 사고습성에 대한 경계이다. 이미 제1부에서 과학적 표현의 배제성과 동양학적 표현의 포괄성을 언급했지만 이 과정에서 재차 강조해도 모자라지 않으므로 그 양자의 개념을 다시 경계의 대상으로 못박아 두고 진행하고자 한다. 우선 조심해야 할 것이 전체에 부합되기에는 모자라는 개념인 과학적 개념의 배제성이다. 이는 미분과 적분으로 비유를 했는데 수학적 개념의 미분으로부터 적분으로의 통합과는 차이가 있다는 의미이다. 잘게 쪼갠 것이 미분이고 쪼갠 것의 합이 적분이라는 개념이라면 쪼개기 이전의 온전함이 미분 후 다시 적분하면 처음의 온전한 상태와 일치하지 않기 때문이다. 즉 호흡법에 접근하고자 하는 태도에 있어서도 호흡법의 이론에 매달려 현대과학이론의 분석적 근거에 일치되지 않거나 부합되지 않는다는 회의를 갖기 시작하면 아마도 그 전체를

---

40) P. Rosted, S. Warnakulasuriya, A Survey on the Uses of Acupuncture by a Group of UK Dentists, British Dental Journal 198, 139 - 143 (12 Feb 2005)

보기에는 너무나 요원할 듯 하며 무관심한 자를 억지로 인식세계로 끌어내려는 비유에 해당할 것이다. 그림으로 설명하면 다음과 같다.

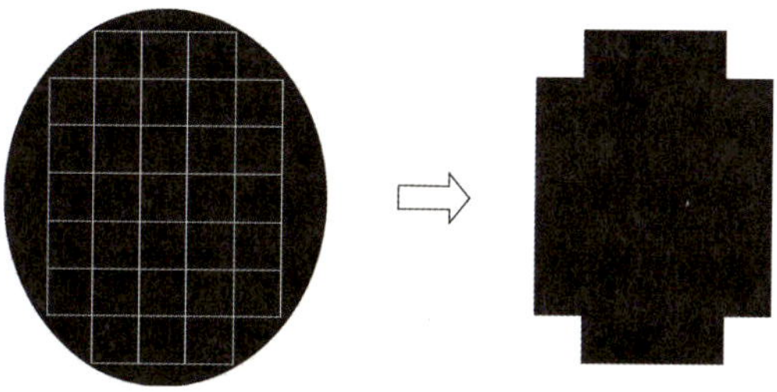

미분 적분

그림 27. 전체에 모자라는 통합

반면 산문적 표현보다 운문적 표현을 중시한 동양학적 개념 역시 포괄성이라는 불일치를 보이므로 이도 역시 경계해야 할 문제이다. 호흡법에의 접근태도와 관련해서도 분석적 이해를 과소평가하여 무분별한 포섭으로 일관하여 전체보다 과장된 인식 내지는 수련도 조심해야 할 문제이다. 결국, 분별・수행・통합의 개념은 과학처럼 분석적인 방법으로 쪼개지 않고 또한 과장되게 부풀려 끌어안지 않고 처음부터 온전함을 품은 채로 수축과 팽창의 상호지향적인 상형(象形)을 도모한다. 그 목표로 하고 있는 이상을 그림으로 표현하면 다음과 같다.

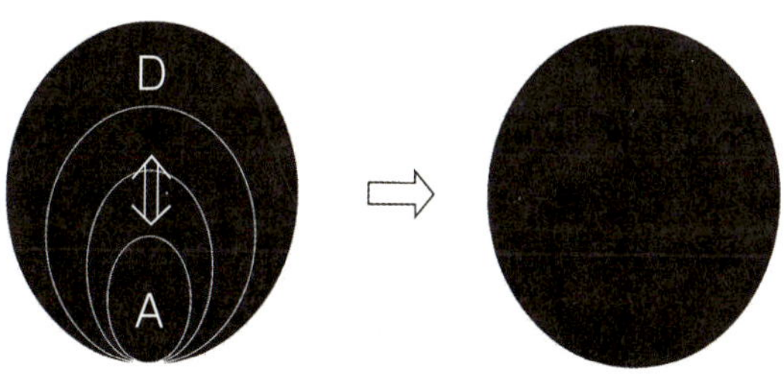

반복적인 수축과 팽창 처음의 온전함과 일치

그림 28. 이상적인 전후의 일치

또 하나, 노자의 도덕경 제1장의 내용을 빌어 표현하자면 미분・적분의 개념은 유명(有名, namable, definable)에 해당하여 "타원형의 면적을 구하기 위하여 다수의 정사각형 꼴로 쪼개어 각 개의 정사각형 면적의 합이 타원형의 면적이다"라고 말은 그럴 듯하게 이름지어 표현하지만 그 결과는 원래의 온전함과 일치하지 않게 된다(道可道 非常道, 名可名 非常名. The Tao that can be taoed is not an unvarying Tao. The names that can be named are not unvarying names). 반면, 분별·수행·통합의 개념은 무명(無名, unnamable, indefinable)에 해당하여 A에 있으면서 D를 지향하고 D에 있으면서 A를 지향하여 반복적인 수행을 통하여 분별과 통합 모두를 양방향 순환적인 틀을 유지하여 A에 있으면서 D를 알고 D에 있으면서 A를 아는 통도(通道)의 장(場, field)이 마련되어 원래의 온전함에 현묘한 일치(同謂之玄, The same is called the mystery)를 보게 된다고 할 수 있다.

여기서 잠깐 포대화상(布袋和尙, 그림 29)을 보고 가자.

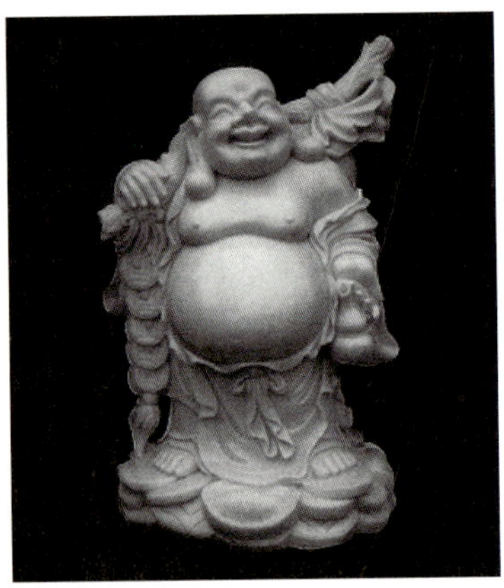

그림 29. 포대화상

가장 두드러진 특징은 배가 너무 많이 불룩하게 둘러 퍼져 있다는 것이다. 무엇을 의미하는 걸까? 먹을 것이 많지 않던 시절 실컷 먹고 배가 불러 흡족하게 웃는 모습을 기리는 해학으로 치부할 건가? 먹을 것이 많으려면 부자여야 하겠으니 축재를 염원하는 상일까? 아닐 거다. 적어도 옛 동양에서는 권력은 과시할지언정 축재는 과시할 대상이지 못했다. 그럼 뭘까? 아마도 이는 복식호흡의 달인일 것이다. 들이쉬고 내쉬는 배의 돌출과 함몰의 그 폭이 클수록 호흡법의 수련이 잘됐다고 볼 수 있다. 날숨의 최대치는 폐가 완전히 쪼그라져 혈액과 산소교환을 하는 공기가 전혀 없을 때를 의미하는데 이를 표현하기는 곤란하여 들숨의 최대치인 배불뚜기로 넉넉함을 표현했을 것이다.

1. 호흡의 자세와 방법

호흡법이 생긴 지역이나 호흡법의 발달단계에 따라 그 방법이 다르지만[41] 그 다름을 철학적 이론이나 양생법의 정오(正誤)를 표시하여 설명하는 책은 없다. 고로 여러 방법의 공통적인 자세와 강조되는 부위의 지칭을 조합하여 호흡법의 순서를 나열해본다.

① 결가부좌(結跏趺坐, 그림 30)를 취한다.

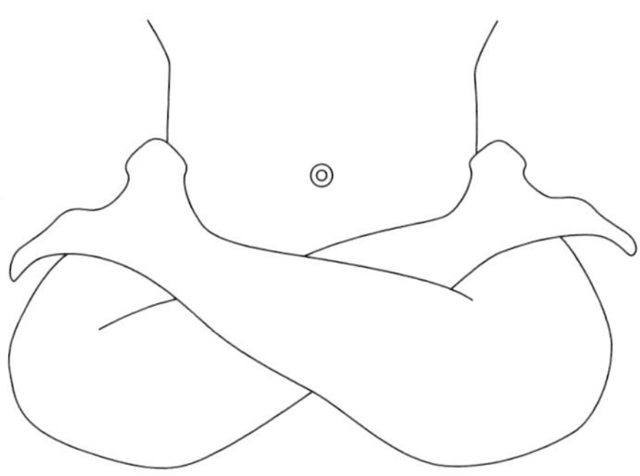

그림 30. 결가부좌

② 호흡을 시작하기 전의 준비과정으로, 양 손은 엄지와 검지가 만난 고리(그림 31)를 형성한 채로 손등을 양 무릎 위에 가볍게 올려놓고, 혀는 입천장에 지긋이 붙이고, 턱은 약간 뒤로 당긴 듯한 자세를 취한다.

---

41) 프라나야마, 단전호흡법, 석문호흡법, 기공호흡, 카팔라바티, 아누로마 빌로마, 프라닉 힐링, 아나파사티 등 다양한 명명이 있다.

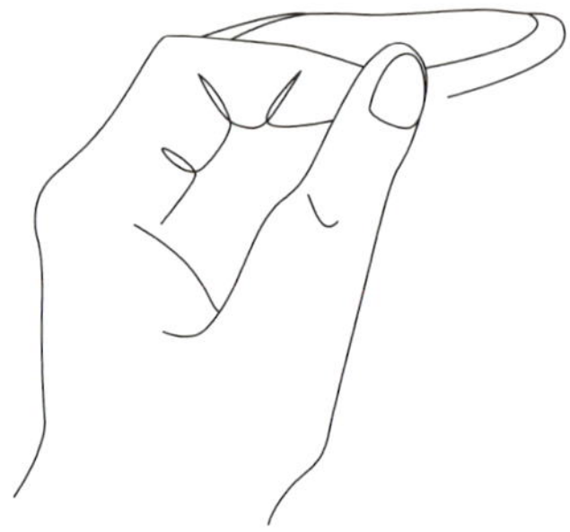

그림 31. 엄지와 검지가 만난 고리

③ 숨을 천천히 코로 들이쉰다. 여기서 천천히란 자신의 호흡의 맥이 끊어지지 않을 정도의 최대한 길게 들이쉼을 뜻한다. 들이쉬는 동안 허리가 꼿꼿해지면서 척추의 제자리 매김으로 인한 뚜둑소리가 들릴 수도 있다.

④ 들이 쉬는 동안 들숨을 몸 안에 가둬둔다는 기분으로 항문과 음문을 지긋이 조여준다. 이는 들숨의 끝까지 지탱한다.

⑤ 들숨의 끝에서 잠시 숨을 멈추고 팽창한 흉곽을 배로 떨궈 배가 불룩해지면서 항문과 음문의 괄약근을 풀어주면서 입으로 날숨을 시작한다.

⑥ 날숨은 더더욱 천천히 뿜어낸다. 날숨의 마지막 부분에선 복근을 수축시켜 배가 홀쭉해질 때까지 조여 배 위쪽의 폐를 간접적으로 압박시켜 최대한 토해낸다.

⑦ 날숨의 끝에서 역시 잠시 숨을 멈추고 다시 들숨을 시작하는데 호흡수련의 초기에는 의식을 배꼽아래 단전(丹田), 석문(石門), 또는 기해(氣海)(그림 32)에 집중하고 호흡 중에 그 곳에 무언가 느껴지면서 점점 더 작게 점으로 수렴되는지를 점검해야 한다.

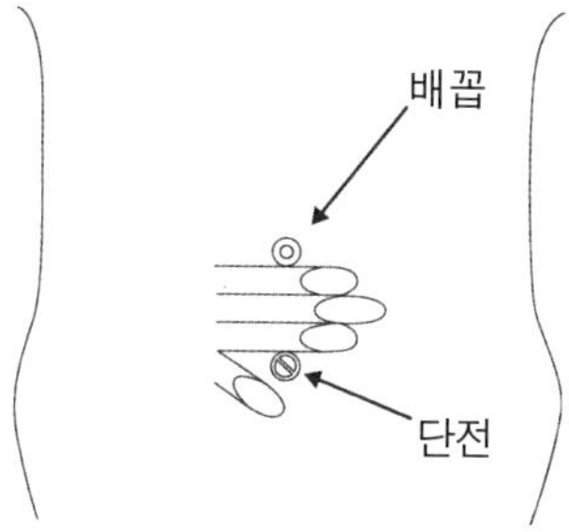

그림 32. 단전의 위치

2. 호흡의 움직임이 주는 의미

① 결가부좌(結跏趺坐): 처음에 결가부좌를 취하려고 애쓰는 의중에는 왜 이리 어려운 자세로 마음까지 가다듬고 오랫동안 유지해야 하는가고 의문을 가질 수 밖에 없으나 사실 이 정도의 자세는 요가수행자에게는 너무나 평이한 기본적인 자세란 걸 의식할 필요가 있다. 그 난이도에 수련의 숙련도를 가늠할 수 있지만 정작 중요한 점은 본인 스스로의 한 몸을 반으로 나눠 대립자로 만들고 합일해 나가는 과정의 일환이라는 점이다. 즉 하체는 수축시켜 놓고 상체를 팽창시키는 대립상태를 만든 다음, 합일을 이루고 또 다시 단계를 높여 점진적으로 합일의 성취도를 확장하려는 의도라는 것이다. 그 점진적 확장은, 시간적으로 보다 오랫동안 유지하려는 것이고 공간적으로는 발전적인 단계로 진행하는 수평・수직의 반복적인 확장을 꾀하는 것이다. 그러나 처음부터 양 발등을 반대편 양 허벅지로 교차시켜 올려놓는 완벽한 자세를 요하지 않는다. 양 무릎과 엉덩이가 이루는 삼각대 역할로 하여금 허리를 곧바로 세울 수 있는 자세면 충분하다. 단, 자세를 더욱 발전시키는 단계적 훈련임은 염두에 두어야 한다.

② 엄지와 검지로 고리를 만들거나 엄지와 중지로 고리를 만드는 방법이 있으나 전자가 좀더 합당한 듯 하다. 그 이유는 다음과 같다.

해부학적으로 보면 엄지・검지・중지 모두 정중신경(median nerve)의 지배를 받으나 요골신경(radial nerve)은 엄지와 검지에 제일 큰 지배영역이라는 이유와, 엄지는 수태음폐경이 나가는 출구이고 검지는 수양명대장경이 시작되는 입구로 이 두 경맥은 폐와 대장 사이에도 락(絡)으로 연결되어 있으므로 엄지와 검지로 고리를 만들면 두 맥이 연결되어 대순환을 하게 되는 이유 때문이다. 자율신경계(autonomic nervous system)는 신경계의 내장(內臟)성분이므로 손가락 끝에서 자율신경을 논하기에는 이론의 막힘이 있다. 그러나 해부학의 지존이라 불리는 『그레이 아나토미(Gray's Anatomy)』조차도 '자율'이란 편의상 붙인 이름이고 '기능'이 체신경(somatic nerve)활동의 변화에 밀접한 연관을 가지고 있으며 그러한 상호작용은 해부학적 근거로는 분명히 밝힐 수 없다는 고백을 하고 있다.[42] 즉 편의상의 자율신경계는 원심신경경로(efferent pathway)는 다르더라도 적어도 구심신경경로(afferent pathway)에선 내장신경경로가 체신경경로와 비슷한 주행을 하므로, 침(針)으로 엄지와 검지의 손가락 끝을 자극하여 폐와 대장을 조절하는 것은 자율신경을 이용하는 원리이고, 정중신경·요골신경과 주행을 같이 하는 자율신경도 손가락 끝에 존재함을 미루어 짐작할 수 있는 것이다.

그리고 혀를 입천장에 붙이는 이유는 무슨 형태로든 입천장에 존재하는 물질[일단, 바이포스(viforce)라 칭함]을 혀를 통해 혀뿌리 이하로 전달시키려는 의도이다. 14경맥 중 등으로 흐르는 독맥(督脈)은 목과 정수리로 올라와 양 미간(眉間) 사이의 정중선으로 내려오는데 입천장(hard and soft palate)에 의해 단절되므로 그 이하로 연결되는 해부학적 구조물이 필요한 것이다. 혀는 미각을 제외한 일반감각의 신경지배를 세 개의 신경에 의해 받는데 혀의 전반부는 ① 안면신경(顔面神經. facial nerve)의 분지인 설신경(舌神經, lingual nerve), 혀의 후반부는 ② 설인신경(舌咽神經, glossopharyngeal nerve), 혀뿌리의 양 옆은 ③ 미주신경(迷走神經, vagus nerve)의 분지인 내측후두신경(內側喉頭神經, internal laryngeal nerve)이다.[43] 그런데 이 세 개의 신경은 내장구심

42) GRAY'S ANATOMY: The Anatomical Basis of Clinical Practice, THIRTY-NINTH EDITION, 2005, p.235
43) GRAY'S ANATOMY: The Anatomical Basis of Clinical Practice, THIRTY-NINTH EDITION, 2005, p.588

신경로(內臟求心神經路, visceral afferent pathway)를 따라 중추신경계의 연수(延髓, medulla oblongata)안에서 고립신경속(孤立神經束, fasciculus solitarius)으로 나란히 만난다[44] (그림 33).

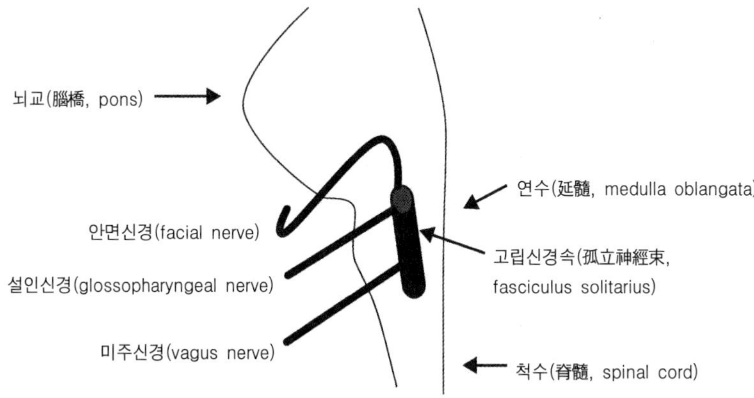

그림 33. 혀의 일반감각 신경지배

결국 어떠한 형태로든지의 자극이 입천장에서 혀로 전해진다면 구심신경로를 따라 고립신경속에서 만나고 중추계의 명령을 원심신경로를 갖는 미주신경을 통해 심장과 대장까지 영향을 줄 수 있다는 해석이 가능하다.

③ 숨을 천천히 들이쉰다는 의미는, 폐포 내 이산화탄소가 많아 빨리 치환시키겠다는 의도로 급격하게 호흡을 한다면 혈중 가스 농도의 급격한 변화를 초래하여 오히려 호흡조절중추의 불안정을 초래한다는 것이다. 따라서 폐포 내에서 산소와 이산화탄소는 서서히 치환되는 것이 매우 중요하므로 느린 호흡의 중요성이 생리학적으로도 증명된다.[45]

④ 숨을 들이쉬는 동안 항문과 음문을 조여준다는 의미는 여러 가지 측면으로 고찰할 수 있다.

44) Malcolm B. Carpenter, CORE TEXT OF NEUROANATOMY, 1998, p.139
45) GUYTON & HALL, TEXTBOOK OF Medical Physiology, 2006, p.474

우선 폐와 대장은 불가분의 짝을 이루는 장기라는 점에서 호흡으로 대장의 기능을 향상시킬 수 있다는 것부터 살펴보자. 복식호흡(腹式呼吸)은 숨을 들이쉬는 동안 폐가 팽창하면서 횡격막이 아래로 쳐지게 되고, 수의근인 외측항문괄약근(external anal sphincter)을 조여주면 적어도 직장(直腸) 상방 20 cm 까지는 수축하여 그 근위부는 상대적인 팽창의 효과를 주므로 결과적으로 복강 내의 압력이 올라가는 효과가 나타난다. 대장의 운동은 분절운동(分節運動, mixing movements, haustrations)과 연동운동(蠕動運動, propulsive movements, mass movements)으로 나타나는데 이 운동이 저하돼 있는 장이라면 규칙적으로 복압을 올려줌으로써 신경학적 지배효과는 별도로 하더라도 장의 운동을 자극하거나 도와주는 효과를 기대할 수 있다.

신경반사에 의한 장의 운동조절에 장애가 있을 경우 자율신경도 훈련으로 개선할 수 있다는 기대에서 호흡으로 장의 신경작용을 조절하는 측면을 보자. 연동운동은 아침식사 후 한 시간 내에 약 15분 동안 일어나고 하루에 1-3회 있을 수 있다고 하는데, 위장과 십이지장에 음식물이 차면 위대장신경반사(gastrocolic reflex)와 십이지장대장신경반사(duodenocolic reflex)가 일어나 대장의 연동운동이 촉진되는데 반하여 복막장신경반사(peritoneointestinal reflex)는 복막을 자극함으로써 장을 흥분시키는 신경을 억제시켜 연동운동이 억제된다고 한다.[46] 이러한 장의 운동이 촉진과 억제의 면에서 부조화를 이루는 것 중의 하나가 과민성대장증후군(irritable bowel syndrome, IBS)이라고 볼 수 있는데 병인이 정확히 밝혀지지는 않았으나 장에 대한 자극에 감각신경이 너무 민감하게 반응한다는 것이 받아들여지는 이론 중의 하나이다.[47] 따라서 장의 운동을 촉진시키는 신경반사에 너무 민감하면 식사를 하자마자 배가 쌀쌀 아프면서 화장실에 가야 하는 '설사 위주의 과민성대장(diarrhea-predominant IBS)'이 될 것이고 장의 운동을 억제시키는 신경반사에 너무 민감하면 '변비 위주의 과민성대장(constipation-predominant IBS)'이 될

46) GUYTON & HALL, TEXTBOOK OF Medical Physiology, 2006, p.789

47) Harrison's PRINCIPLES OF INTERNAL MEDICINE Sixteen's edition, 2005, p. 1790

것이다. 상행결장·하행결장·직장은 복막후강내에 단단하게 고정되어 있으므로 들숨으로 직접적 영향이 미치는 곳은 횡행결장과 S자결장인데 실제로 미주신경이 지배하는 대장은 횡행결장(transverse colon)이고 미주신경의 부교감신경작용으로 장운동을 증가시키는 역할을 한다. 숨을 들이쉬어 횡격막이 하강하면 횡행결장 역시 내려앉고 상승한 복강내압과 더불어 압박 등의 자극을 받을 것이고 이러한 자극이 규칙적이고 내성을 키우는 훈련이라면 자율신경계의 규칙적인 리듬을 회복할 수도 있다는 추정이 가능하다.

마지막으로, 괄약근(括約筋, sphincter muscle)에 대한 부교감신경(副交感神經, parasympathetic nerve)의 작용으로는 대부분의 괄약근이 이완하여 항문으로 대변을 배출시키거나 사정관(ejaculatory duct)으로 정액을 사정하게 된다. 그러나 이 작용이 과다하면 괄약근의 이완이 과장되어 실금(失禁, incontinence)이 일어나고 배변(排便)·배뇨(排尿)·사정(射精)에 절도가 없어지는 꼴이 되므로 적당하게 수축시켜주는 훈련이 필요하게 되고 호흡과정에 포함시켜 괄약근의 강도를 높여주는 효과도 추가하게 된다.

⑤ 들숨의 끝에서 잠시 숨을 멈추는 의미는, 단순히 폐포로 들어오는 공기와 나가는 공기의 마찰로 인한 와류에 의해서 생기는 압력 때문에 폐포 내지는 기도의 손상이 올 것이라는 공기역학적 측면 만은 아니다. 물론 좌우의 양 폐 속에 존재하는 가스교환(산소와 이산화탄소) 목적의 폐포를 펼쳐놓으면 테니스코트 만 하다는데 이 가스와 혈액이 만나고 스며드는 미묘한 표면에 손상이 오면 손상이 온 곳뿐 만 아니라 전체에 영향이 있다는 병태생리학적으로 중요한 이유가 되기도 한다. 하지만 아이엥가(Iyengar)에 의하면 호흡이란 단순히 들이쉬고 내쉬는 것의 반복이 아니라 들이쉬고·멈추고·내쉬고·또 멈추는 과정으로 멈춤을 중요시 하였는데 이 각 과정의 의미는 흡기(inhalation)를 생성력, 정체(retention)을 형성력, 호기(exhalation)를 소멸이라 하였다. 즉 멈춤이 없으면 생성과 소멸만 있을 뿐, 중간의 형성 내지는 성장이란 요소가 결여된다. 고로 태어나서 자라고 발전하는 과정 없

이 죽어버리는 소모 만으로 구성된 호흡은 있을 수 없다는 이유가 더 크게 부각되어야 한다는 것이다. 결국 흐름을 직선적으로 하여 충돌하는 일이 없도록 순환되는 경로를 만들어주자는 의도이다(그림 34).

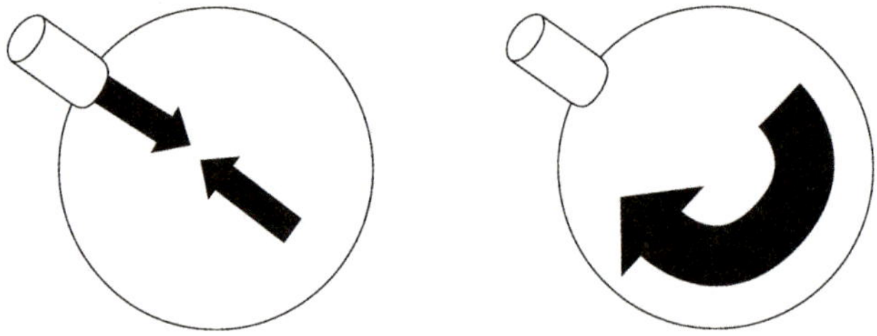

그림 34. 폐포 내에서의 직선적인 흐름과 순환적 흐름

⑥ 날숨을 천천히 해야 하는 이유는 호흡요가의 생리학적 해석에서 분석적인 이유를 제시할 것이지만 분명한 것은, 본디 없던 호흡이란 걸 해야만 하면서 생긴 폐의 수명을 단축시키지 않아야 하는 과제와 연관된 문제이다. 날숨을 시작하는 순간부터 폐용적(lung volume)은 감소하지만 폐포 내 압력(alveolar pressure)은 오히려 증가한다는 사실에서 날숨을 세게 그리고 많이 뿜어내면 낼수록 폐포가 받는 압력이 커지므로 무리한 팽창을 하게 되고 그럼으로써 폐포의 손상을 가중하게 되는 결과가 오는 것이다(그림 35).

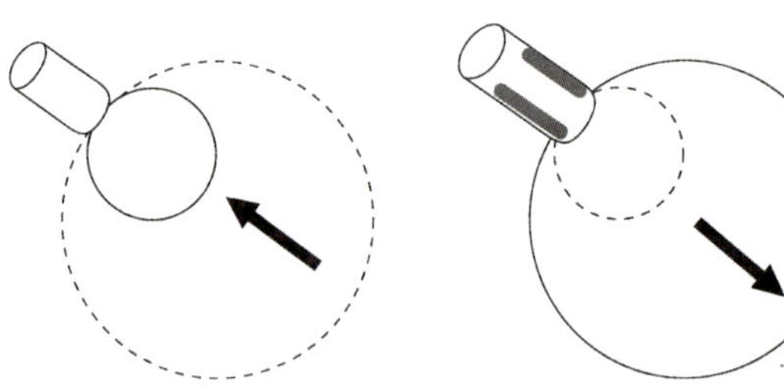

그림 35. 약한 날숨과 센 날숨의 폐포에 대한 효과

날숨이 중요한 또 하나의 이유는 폐포란 원래 태생기에 허탈상태(collapsed state)로 쪼그라져 있던 것이 정상이었으므로 정상이었던 과거로 회귀하려는

노력으로 생리학적으로도 들숨과는 반대로 날숨 자체가 수동적인 움직임이라는 것이다(Expiration is entirely a passive process caused by elastic recoil of the lung and chest cage structures).[48] 따라서 최대한으로 폐포를 쪼그라뜨리려는 의도로 복직근(rectus abdominis muscle)을 수축시켜 복강내 장기들을 횡격막 쪽으로 끌어올려 횡격막으로 하여금 폐의 하부를 압박하여 간접적으로 날숨의 효과를 유도하여 배출해야 할 이산화탄소를 내보내는 것이다.[49] 이 간접적인 노력으로 인한 수동적이고 반사적인 날숨이 폐포의 손상에도 영향을 덜 끼칠 수 있다는 점도 언급해야 할 필요성이 있다.

⑦ 호흡을 하는 동안 의식을 집중해야 하는 곳은 단전(丹田)이라 하는데 그 위치가 배꼽아래 본인의 손가락 세 개 폭 하방이라 하지만 임맥(任脈)상의 기해혈(氣海穴)인지 석문혈(石門穴)인지 분명치 않다. 해부학적으로도 정중선을 기준으로 양 옆에 복직근이 있고, 늑골하신경・늑간신경의 분지가 있고, 동・정맥이 흐르는 등의 별반 특이한 구조물이 발견되지 않으나 정중선에 복직근을 감싸는 근막으로 뭉쳐져서 위로는 흉골에 연결되고 아래로는 남근의 현수인대 역할을 하는 조대형인대(弔帶形靭帶, fundiform ligament)에 연결되는 백선(白線, linea alba, 그림 36)을 주목해보자.

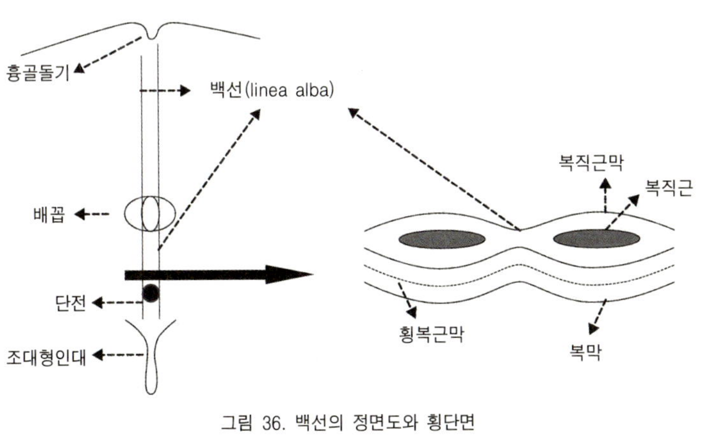

그림 36. 백선의 정면도와 횡단면

48) Arthur C. Guyton, M.D., Textbook of Medical Physiology, W.B. Saunders Company, 1981, p.479
49) Arthur C. Guyton, M.D., Textbook of Medical Physiology, W.B. Saunders Company, 1981, p.476

차라리 태식법(胎息法)에서처럼 호흡을 배꼽으로 한다는 이론을 설명하는 것이라면, 배꼽이라는 해부학적 구조물이 태생기의 탯줄(umbilical cord)에 해당하고 간경변증이 있는 환자가 간문맥고혈압으로 인한 정맥류(靜脈瘤, varicose vein)가 튀어나와 배꼽까지 뻗쳐있는 것을 보면서 퇴화했던 탯줄이 재생이 된다면 태식이 가능할 수도 있겠다는 맥락을 전개할 수도 있겠지만 그저 단단한 좌우의 근막이 융합되어 정중선을 이루는 백선 중에 단전이 있다는 설명으로는 도저히 가시적인 표식(landmark)을 정하기 어렵다.

거꾸로 단전(丹田)이란 용어로부터 파고들어가 보자. 단전에 기가 모이고 흐르는 것을 느끼는 수련자들의 공통적인 표현은 '배꼽 아래 따뜻한 것이 모이는 느낌' 이다. 그러나 단전이라는 용어는 한자문화권에서 비롯됐다는 이유에서 다시 음양오행을 결부시키지 않을 수 없다. 본디 기(氣)라는 것은 인도의 프라나(prana)와 일맥상통하는 것이고 그것은 우주의 기운으로 온전한 상태로 표현되어야지 한 가지 특색으로만 편향되어 나타날 수가 없다. 즉 따뜻한 양(陽)의 느낌이 있으면 서늘한 음(陰)의 느낌도 있어야 하고 丹의 붉은 색 만 존재하는 것이 아니라 청 · 황 · 백 · 흑의 네 가지 색도 포함해야 하는 것이다. 즉, 기를 느끼는 온전한 감각은 따뜻함 만으로는 부족한 것이다.

다시 단전의 위치로 돌아가서 인도의 요가와 결부시켜보자. 요가의 차크라 중에서 아주나 차크라(Ajna Chakra, The Command Wheel)는 양 미간 사이에 위치하여 적어도 몸 아래 부분의 차크라보다는 상위개념으로 표현된다. 나디(nadi)와 연관하여 프라나(prana)의 순환과 관련이 있다면 유독 단전은 왜 배꼽 아래를 고집해야 하는 걸까? 해답은 해부학적 구조물로 그 위치를 찾을 수 없을뿐더러 그 위치는 고정되어 있지 않다는 것이다. 프라나 혹은 기라는 것은 에너지 만으로도 또는 생기라는 힘 만으로도 표현할 수 없는 '어떤 것'으로 그 흐름을 제어하고 진행시킬 수 있는 자라면 그의 인식이 향하여 머무는 곳으로 언제든지 이동시킬 수 있는 것이 그 '어떤 것'이다.

다만 처음 시작하는 지표로 삼기 위해 몸의 정 중앙에 방편적인 丹이라는 명명을 했을 뿐이다. 다시 몸의 정 중앙이라는 공간적 위치에 회의를 갖는다면 아마도 등과 단전의 중간부분인 복강 안이 공간적인 정 중앙으로 생각할 수 있으나 복강 안의 어떤 구조물도 좌우 대칭인 장기가 없다는 이유와 인체의 측면도에서 등과 배가 대칭이 되지 못한다는 이유가 있다. 또 등쪽의 상하 중앙인 요추부에 잡지 않은 이유는 아마도 척추만으로 몸의 훈련을 하기에는 경직된 부분이라는 이유로 배쪽의 배꼽아래 삼수지(三手指) 폭 하방을 정 중앙으로 잡았을 것이다. 결국 호흡이든 아사나(모든 신체적 운동을 포함하여)든 그 수련의 목표가 그 '어떤 것'을 몸의 정 중앙으로 수렴하였다가 몸의 사지와 상하전후로 확산시키는 능력을 키우는 것이므로 수렴과 확산의 반복적이고도 가역적인 훈련과정의 인식이 밑바탕이 돼야 한다.

제3부
호흡요가와 의학의 만남

제1장 호흡요가의 생리학적 이론구성

제2장 호흡요가의 의학적 검증의 실제

제3장 의학이 관심을 가져야 할 문제들

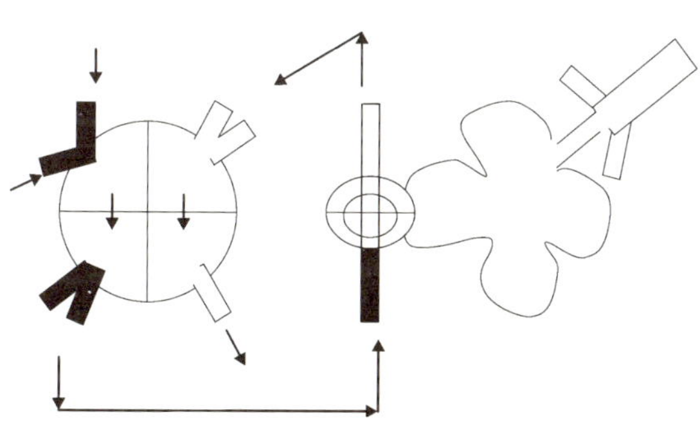

1985년 가을, 경상도의 모 병원에서 나는 50명 가까운 신생아에게 가위를 들고 최초의 상처를 입힌 범인이다. 탯줄을 자른다는 의미가, 모체와의 육체적 단절을 시도하는 최초의 아린 고통이며 혈관으로 나르던 삶의 구동력을 폐로 전환시키는 신비한 수행(修行)이라는 의식도 못한 채, 그저 나만이 할 수 있는 일이라는 압박감에 이 일이 끝나면 잠 좀 잘 수 있겠지를 되뇌이며 수행(遂行)한 작업에 불과하다. 지금 이 세상의 어딘가에서 숨을 쉬고 있을 그 청년들에게 그 때 분만실에서 좀 더 성(聖)스런 인식을 건네지 못한 미안함을 느끼며 지금이라도 인연이 된다면 첫 호흡을 지켜봤던 의사가 이제 확장된 호흡의 의미로 다가서는 중이니 그 인식의 확장이 어떤 형태로든 그들의 폐로 전해지길(inspiring) 바라는 마음이다.

제1장
호흡요가의 생리학적 이론구성

호흡의 생리학적 목표는 조직에 산소를 공급하고 이산화탄소를 제거하는 데 있다. 이 목표를 위해 호흡은 네 가지 단계로 구분되는데 ① 폐환기(ventilation), ② 폐포와 혈액 사이에 산소와 이산화탄소의 확산(diffusion), ③ 혈액과 체액에서의 산소와 이산화탄소의 운반(transport), ④ 환기의 조절(regulation)이다.[50] 한편, 생리학적 측면과 결부된 호흡요가의 목표는 일차적으로, 일상에서 무의식적으로 반복되는 호흡의 잠재적인 능력을 배양하기 위하여 의식적으로 호흡능력을 확장하는 것이며, 그리고 부차적이면서도 최종적으로, 확장으로 배양된 능력을 다시 무의식 속으로 끌어들여 호흡의 필요성이라는 인식으로부터 자유로워지는 것이다. 굳이 생리학적 목표에 부합되는 호흡요가의 구획적인 지표를 표현하자면 ① 호흡에 관여하는 근육과 조직의 수축과 이완의 한도를 높여 공기의 이동을 효율적으로 높이고 호흡이라는 일의 수행에 있어 몸이 사용하는 전체 에너지 대비 최소한의 호흡 에너지를 사용하는 능력을 배양하고, ② 호흡막(respiratory membrane)이라 불리는 폐포와 폐포모세혈관 사이의 구조물에서 일어나는 산소와 이산화탄소의 확산(diffusion)이 효율적으로 일어나도록, 호흡막이 두꺼워지는 것을 방지하고 호흡막의 표면적을 넓히는 노력을 하고 가스의 분압차를 크게하여 이동을 쉽게 하려는 고안을 하게 된다. 또한 환기와 혈류량이 균형을 이루어야 한다는 면에서 상대적으로 부족한 환기나 혈류량을 높여주는 관성훈련에도 관심을 갖게 하고, ③ 혈액과 조직 사이에 산소와 이산화탄소의 운반에 기여하는 여러 가지 요인 중, 혈색소의 산소포화도를 낮추는 몸의 산성화를 방지하는 노력이 필요하다는 것과 운동 시에 불가피한 에너지소비습성의 저항력 증가, 그리고 산소의 운반보다 훨씬 용이한 이산화탄소의 제거에 주안점을 두는 호흡수련을 강조하고, ④ 호흡의 조절에서 중

---

50) GUYTON & HALL, TEXTBOOK OF Medical Physiology, 2006, p.471

추신경계에 의하든 말초부의 반사적 작용에 의하든 호흡능력범위의 확장이라는 목표를 위해 신경계가 보여주는 현상을 수련이라는 인식체계에 접목시키려는 의도이다.

I. 환기(換氣, ventilation)

1. 폐 환기의 역학(mechanics)

(1) 호흡에 사용되는 근육들

흡기에는 흉강이 커지고 호기에는 흉강이 작아지므로 흉강이 커지는 경우는 상하로 길이가 늘어나거나 전후로 폭이 늘어나는 경우이고, 흉강이 작아지는 경우는 상하로 길이가 짧아지거나 전후로 폭이 줄어드는 경우이다. 이 각각의 경우에 작용하는 근육들을 살펴보면 ① 흉강의 상하 길이 변화에서, 흡기 시에는 횡격막(한 쪽의 횡격막 자체가 수레바퀴살 모양으로 수렴되는 근육의 집합체임)의 수축으로 폐의 하부표면이 아래로 당겨져 흉강이 길어지는 효과를 가져오고, 호기 시에는 횡격막의 이완, 폐의 원래 상태로 쪼그라들려는 성질(elastic recoil), 흉벽, 그리고 복부장기의 압박으로 인해 흉강이 짧아지는 효과가 나타난다. ② 흉강의 전후 폭의 변화에서는, 흡기 시에 두 겹의 늑간근육 중 외늑간근(external intercostal muscle)이 앞 부분의 늑골을 들어올려 흉강의 전후 길이가 늘어나는 효과를 가져오고, 호기 시에 복직근(rectus abdominis muscle)과 내늑간근(internal intercostal muscle)이 늑골을 아래로 끌어당겨 흉강의 전후 길이가 짧아지는 효과를 초래한다.

이러한 근육들 중 주목을 받아야 할 근육은 당연히 호기 시에 큰 역할을 하는 복직근이다. 어느 근육이라도 제 역할을 못하거나 역할증대를 위한 잠재력에 제한이 있다면 문제가 되기 때문에 단지 호흡 만이 아닌 아사나를 통해 육체적인 능력배양을 하는 것이지만 특히나 호흡요가에서 이산화탄소를 최대한으로 배출하려는 호기를 중요시하고 또한 복직근을 수축시켜 배를 홀쭉하게 하면 복부장기들이 횡격막을 위로 압박함으로써 폐의 직접적인 노력이 아닌 복식호흡이라는 간접적인 방식으로 호기가 이루어져 손상에 노출될 염려를 줄이려는 의도가 있는 것이다. 배를 홀쭉하게 하려는 노력 면에서 식후 즉시에는 요가호흡을 피한다고 볼 때 만성적인 복부비만은 요가호흡을 시도하려는 애초부터 많은 제한이 따른다고 볼 수 있다.

(2) 공기를 이동시키는 압력들

흡기(inspiration)와 호기(expiration)를 하는 동안에 흉벽의 안쪽 면과 폐의 바깥 벽으로 이루어진 늑막내강에 압력(pleural pressure)이 변화할 것이고, 폐포 내 압력(alveolar pressure) 또한 변화할 것이다. 이러한 압력의 변화에 폐용적(lung volume)도 따라서 변화할 것이므로 이러한 관계를 그래프(그림 37)로 나타내서 설명하고자 한다.

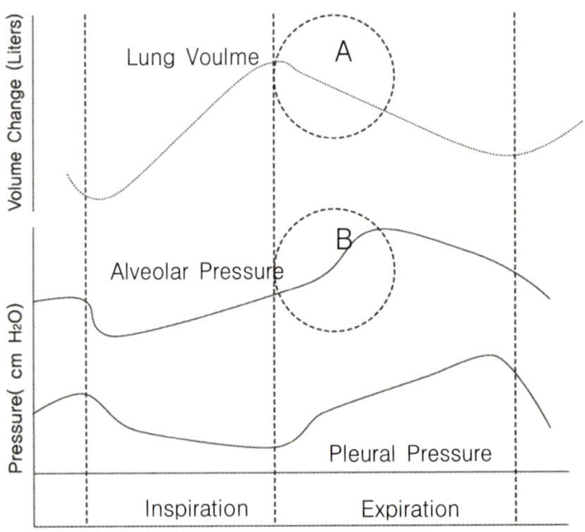

그림 37. 정상호흡 시 늑막강내압력, 폐포내압력, 폐용적의 변화
(GUYTON & HALL, TEXTBOOK OF Medical Physiology, 2006, p.472)

늑막강내의 압력(pleural pressure)은 약간의 음압을 유지하고 있어 호기(expiration)의 끝에서 약 -5cm H_2O이고 흡기(inspiration)의 끝에서 폐가 팽창하여 늑막강을 더 좁게 만드므로 음압이 증가하여 -7.5cm H_2O가 된다. 폐

포내의 압력(alveolar pressure)은 흡기 시에 -1cm H_2O의 음압이 걸리고 호기 시에 +1cm H_2O의 양압이 걸린다. 폐용적(lung volume)은 흡기의 끝에서 최대가 되고 호기의 끝에서 최소가 된다.

여기서 주목해야 할 점은 폐용적은 호기가 시작되자마자 감소(A)하고 있는데 반해 폐포내 압력은 호기가 시작되어도 일정 시간 동안 증가(B)하고 있다는 것이다. 이는 폐포 내 공기를 폐포와 연결된 대롱인 소기관지(bronchiole)로 배출하는데 저항을 받기 때문이므로 이 저항을 최소화하는데 역시 요가호흡의 조용하고도 느린 날숨이 부각되는 것이다. 정상호흡에서조차도 이러한 저항을 받는데 하물며 만성적으로 흡연을 하여 기관지염(bronchitis) 내지는 소기관지염(bronchiolitis)을 앓는 경우에는 기관지벽에 과다하게 분비물을 배출하는 세포가 증식되고 염증세포가 침윤되며 급기야는 섬유화가 이루어져 소기관지의 내강이 좁아져 호기시 공기저항의 압력이 더욱 증대하여 폐포가 터져 가스교환을 하지 못하고 쓸모없는 폐포로 구성되는 폐기종(肺氣腫, emphysema)의 상태[51]에 이를 수 있으니 어떻게 더 잔잔한 날숨의 중요성을 강조할 수 있겠는가.

또 하나 유념해야 할 것은, 위 그림이 그려진 토대가 되는 자료는 수 많은 보통사람들의 정상호흡의 평균치를 기초로 하고 있다는 점이다. 과장되게 표현하여 호흡요가의 달인들 만으로 구성된 집단의 호흡통계를 내고 그 통계를 기초로 그래프화한다면 위 그림과는 상당히 다른 모양이 될 수도 있다는 것이다. 그림 37에서 폐 안쪽과 바깥쪽의 압력차이인, 늑막강내 압력(pleural pressure)과 폐포내 압력(alveolar pressure)의 차이를 경폐압력(經肺壓力, transpulmonary pressure)이라 하는데 이 경폐압력이 커질수록 폐로 들어올 수 있는 공기의 양은 많아지고 경폐압력이 작아질수록 폐에서 배출되는 공기의 양이 많아진다는 의미이다. 즉 호흡의 훈련에 의한 잠재력이 배양된 경우라면 경폐압력

51) Robbins and Cotran, PATHOLOGIC BASIS OF DISEASE, 7th edition, ELSEVIER SAUNDERS, 2005, p. 722; 美国最新临床医学问答:内科学, 第二版, 科文医学文库, 海洋出版社, 2003, 477页

이 커지고 작아지는 정도가 더욱 확장될 수 있다는 뜻이다.

또한 경폐압력의 단위 별 증가 당 폐가 팽창할 수 있는 정도를 컴플라이언스(compliance, 順應性)라고 하는데 경폐압력이 1cm H_2O 증가하면 폐가 보통 200ml 팽창하게 된다. 컴플라이언스는 폐의 탄력성과 관련이 있어 폐조직 자체의 탄력성과 폐포내 표면을 감싸는 액체의 표면장력(surface tension)의 탄력성에 의하여 영향을 받는다. 폐조직 자체의 탄력성은 일래스틴(elastin)과 콜라겐(collagen)섬유가 폐실질 내에 서로 겹을 이루고 있어 흡기 시에는 꼬부라져 있던 섬유가 신장되어 길어지면서 더 많은 탄력성을 발휘하게 된다. 폐포내 표면을 감싸는 액체의 표면장력(surface tension)의 탄력성은 폐포벽의 안쪽 면에는 표면활성제(surfactant)가 도포되어 있어 감소되어 있기는 하지만 폐조직 자체의 탄력성보다도 큰 역할을 한다는 점에서 주의를 기울여야 한다. 따라서 요가호흡의 관점에서는 폐의 컴플라이언스를 높이려는 노력으로 폐실질조직 자체 섬유의 탄력성의 임계점(critical point)을 키우기 위해서나, 또한 표면활성제가 도포된 폐포를 비눗방울이라 생각하고 터지지 않는 최대치를 구하려는 의도에서나 흡기 후에 잠시 숨을 멈춰 완전한 스트레칭 또는 팽창된 상태를 유지하여 관성(慣性, inertia)을 키우는데 주안점이 있다.

(3) 일이라는 측면의 호흡

정상적인 조용한 호흡에서는 근육이 흡기 시에 만 수축을 하므로 일이란 흡기 시에만 하는 것이고 호기 시에는 일이 없다. 따라서 이 때의 일을 구분하여 보면 ① 폐와 흉벽의 탄력성에 반해서 팽창시키려는 컴플라이언스 일(compliance work or elastic work), ② 폐와 흉벽 구조물 중의 점도를 극복하여 팽창하려는 조직의 저항에 대한 일(tissue resistance work), ③ 공기가 폐로 들어가려는 통로의 저항을 극복하여 팽창하려는 기도저항에 대한 일(airway resistance work)로 나뉠 수 있다. 이러한 호흡에서는 몸이 사용하는 에너지의 3 내지 5 퍼센트의 작은 양으로도 호흡을 수행할 수 있기 때문에 일상생활에서 호흡이 일이라는 의식조차 망각한 채 폐의 수명에 자신의 수명을 맡기는 수동적인 호흡을 하고 있는 것이다.

그러나 기도저항이 증가되어 있는 만성 기관지염이나 기관지 천식 또는 폐기종의 환자에서는 호흡에 필요한 에너지가 크게는 50배까지 증가하게 되므로 정상적인 조용한 호흡에서 필요한 에너지의 150-250퍼센트라면 이미 호흡이란 막중한 일 자체가 삶을 유지할 수 없는 원인이 되는 것이다. 따라서 조용한 호흡 만으로 삶을 영위하면서도 격렬한 호흡을 대비하고 평소의 흡기 시 만의 일을 연장하여 호기에서조차도 복직근으로 하여금 의식적으로 일을 시켜 호흡훈련을 강화하는 것이다.

2. 폐의 용적과 용량들

정상적인 조용한 호흡 뿐만 아니라 더 들이쉴 수 있고 더 내쉴 수 있고 또 아무리 세게 내쉬어도 폐 내에 남는 공기가 있을 것이므로 이를 표현하는 호흡의 현상을 설명(그림38)할 필요가 있다. 네 개의 용적(volume)과 네 개의 용량(capacity)으로 나뉘는데 용적은 호흡의 단계별 공기체적이고 용량은 용적의 두 개 이상을 합한 기능의 능력이다.

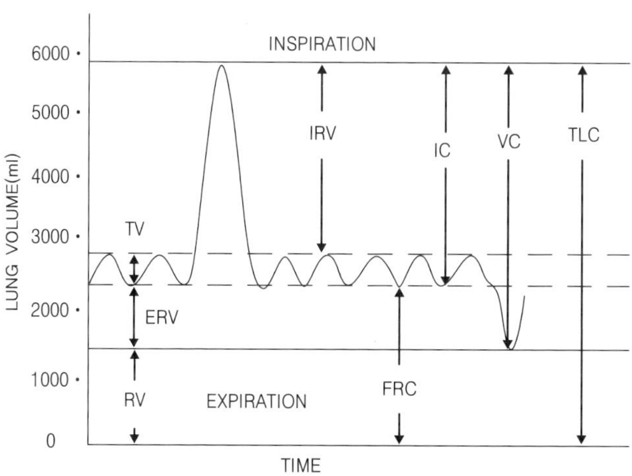

그림 38. 최대호흡 시의 폐용적과 폐용량
(GUYTON & HALL, TEXTBOOK OF Medical Physiology, 2006, p.476)

① 정상적인 조용한 호흡에서 한 번 들이쉬고 내쉬는 공기의 양을 일호흡용적(一呼吸用積, TV, tidal volume)이라 하고 성인 남자에서 500ml이다. ② 일호흡용적을 들이쉰 후 더 들이쉴 수 있는 최대량을 흡식성 예비용적(吸息性豫備容積, IRV, inspiratory reserve volume)이라 하고 약 3000ml이다. ③ 일호흡용적을 내쉰 뒤 최대한 더 내쉴 수 있는 양을 호식성 예비용적(呼息性豫備容積, ERV, expiratory reserve volume)이라 하고 1100ml이다. ④ 아무리 세게 내쉬어도 폐 내에 남는 양을 잔기용적(殘氣容積, RV, residual volume)이라 하고 1200ml이다. ⑤ 일호흡용적을 지나 최대한 들이쉬는 총흡기용량을 흡식용량(吸息用量, inspiratory capacity, IC=TV+IRV)이라 하고 3500ml이다. ⑥ 정상 호기 후에 폐에 남는 공기의 양을 기능적 잔기용량(機能的殘氣容量, functional residual capacity, FRC=ERV+RV)이라 하고 2300ml 이다. ⑦ 최대로 흡기 후에 최대로 내쉴 수 있는 공기의 양을 폐활량(肺活量, vital capacity, VC=IRV+TV+ERV)이라 하고 4600ml이다. ⑧ 폐가 최대한으로 팽창하여 최대한으로 품을 수 있는 공기의 양을 총폐용량(總肺用量, total lung capacity, TLC=VC+RV)이라 하고 5800ml 정도이다.

이 역시 보통사람 집단의 통계적인 평균수치로 그려진 그래프로 여자인 경우 모든 용적과 용량에서 20 내지 25 퍼센트의 감소를 보이고 운동선수나 체격이 큰 사람에게서는 증가하고 작고 야윈 사람에게서는 감소한다는 점을 감안할 때, 호흡에 관련된 근육을 강화하고 폐 조직 내의 수축과 이완을 하는 구조물들의 수축·이완의 최대치 관성을 유도하고 마음의 동요 없이 안정된 자세로 천천히 들이쉬고-멈추고-내쉬고-멈추는 자라면 폐활량이 월등히 증가할 수 있고 또한 잔기용적을 최소로 줄일 수 있는 것이다. 분당호흡용적(分當呼吸用積, minute respiratory volume)은 일호흡용적에 분당호흡수를 곱한 것으로 표현하는데 정상호흡에서는 500ml/회 × 12회/분=6000ml/분으로 이 사람은 적어도 1분에 6000ml 의 공기가 있어야만 생명을 유지할 수 있으나, 생명을 유지하기에 최소한의 호흡수인 분당 3회로 치면 이 사람은 6000ml의 1/4인 1500ml 만으로도 유지할 수 있게 된다. 따라서 천천히 하는 호흡에 관성이 생긴 사람은 똑 같은 호흡을 유지하는데 보다 적은 량의 공기 만으로도 가능하다고 해석할 수 있다.

임상적으로 폐용적과 폐용량을 응용한 폐기능검사(PFT, pulmonary function test, 그림 39)가 있는데 이는 최대한도로 들이쉰 다음 최대로 빠르고 길게 내쉬는 용력호기폐활량(用力呼氣肺活量, FVC, forced expiratory vital capacity)에 대한 1초간의 빠른 호기인 용력호기용적(用力呼氣容積, FEV1, forced expiratory volume)의 비율로 측정한다. 정상인 경우 80퍼센트를 유지하는데 만성적인 기도폐색을 초래하는 질환인 기관지 천식이나 폐기종에서는 총폐용량과 잔기용적은 증가하나 용력호기폐활량 퍼센트가 현저하게 저하되는 것을 볼 수 있다. 기관지 천식에서는 그 원인이 소기관지벽에 국소적으로 부종이 생겨 내강으로 진한 분비물이 배출되고 소기관지의 평활근(平滑筋, smooth muscle)의 경련에 의한 기도폐색으로 용력호기폐활량 퍼센트가 현저하게 저하되는 것이고, 폐기종의 경우에는 대부분이 만성적인 흡연이 원인으로 오랜 동안의 기관지염으로 염증에 의한 분비물과 염증반응에 의한 소기관지 상피세포의 부종으로 인한 기도폐색으로 들어온 공기가 밖으로 배출되기가 어려운 형태로 내압으로 인해 주위의 여러 개 폐포가 융합하는 악순환을 형성하여 결국 가스교환을 하지 못해 산소에 굶주린(air hunger) 상태에 빠지게 된다.

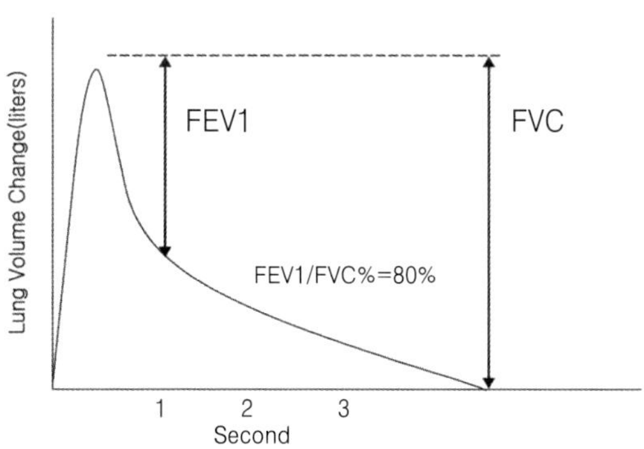

그림 39. 정상인의 용력호기폐활량(用力呼氣肺活量, FVC) 대비 1초간 용력호기용적(用力呼氣容積, FEV1)
(GUYTON & HALL, TEXTBOOK OF Medical Physiology, 2006, p.526)

II. 가스 교환 (gas exchange through respiratory membrane)

폐 환기에서 전반적인 공기역학과 호흡사이클과 연관한 호흡요가의 암시적인 역할을 이해했다면 이번엔 폐포 내에서 산소가 혈관으로 확산(diffusion)되고 혈관으로부터 이산화탄소가 폐포 내로 확산되는 원리에 관련하여 호흡요가가 기여하는 바를 이해할 차례이다. 『황제내경』의 영란비전론(靈蘭秘典論)에 '심장은 임금자리여서 신명(神明, spiritual enlightenment)이 나오고, 폐는 보좌하는 자리여서 조절의 다스림이 여기서 나온다'[52]라고 하여 모든 장기의 배출해야 할 가스인 이산화탄소를 실은 정맥혈을 심장이 받아 폐에게 도움을 청하니 폐는 그 청을 받아 이산화탄소를 제거하고 산소를 실어주는 조절을 마다하지 않는다. 그 조절의 원리를 이해하기 위해 우선 인체 내 혈액의 순환과 가스교환이 이루어지는 폐포의 모양(그림 40)을 보고 가자.

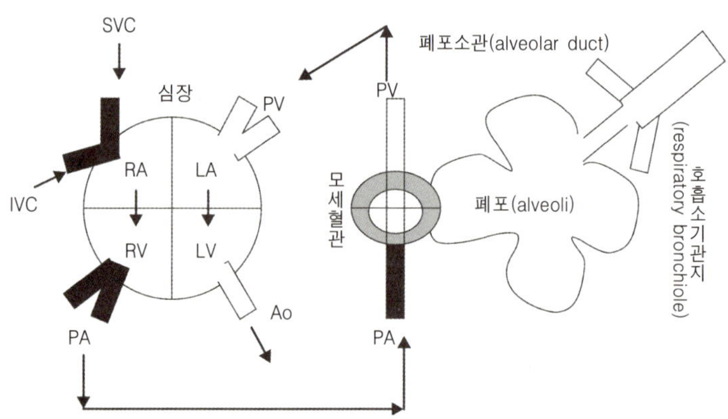

그림 40. 인체의 혈액순환도와 폐포의 해부학적 모식도

SVC: superior vena cava, 上大靜脈, 상체로부터의 정맥혈이 우심방(RA)으로 유입되는 경로

IVC: inferior vena cava, 下大靜脈, 하체로부터의 정맥혈이 우심방(RA)으로 유입되는 경로

RA: right atrium, 右心房

RV: right ventricle, 右心室

PA: pulmonary artery, 肺動脈, 정맥혈의 이산화탄소를 제거하기 위해 폐로 보내는 동맥

PV: pulmonic vein, 肺靜脈, 폐포공기와 모세혈관의 가스교환으로 동맥혈로 변한 폐정맥

LA: left atrium, 左心房

---

52) '心者，君子之官也，神明出焉；肺者，相傅之官，治节出焉.' (高士宗 著 孔国中 方向红 点校, 黄帝内经素问直解, 学苑出版社, 2003, 62页)

LV: left ventricle, 左心室

Ao: Aorta, 大動脈, 폐정맥으로부터 유입된 동맥혈을 좌심방(LA)과 좌심실(LV)을 경유하여 몸 전체에 공급하는 동맥

1. 폐포 안에서의 공기가 대기에 의해 치환되는 속도

폐동맥에 의해 폐로 들어온 정맥혈을 다시 산소가 충만한 동맥혈로 변환시켜 폐정맥으로 실어 보내기 위해서는 폐정맥과 폐동맥의 전환점인 모세혈관으로 확산(diffusion)시켜야 할 폐포 내 공기로 하여금 이산화탄소를 산소로 치환시키는 과정이 필요하다. 정상적인 조용한 호흡에서 호기 끝에 폐에 남는 공기의 양인 기능적 잔기용량(機能的殘氣容量, functional residual capacity, FRC=ERV+RV)은 2300ml이므로, 일호흡용적(一呼吸用積, TV, tidal volume, 500ml)으로 기도로 들어왔다가 가스교환에 기여하지 못하고 그냥 나가는 공기의 양(死腔, dead space)인 150ml를 뺀 350ml로 폐포 내 공기를 완전히 치환하려면 적어도 7회(350ml × 7=2450ml)의 호흡이 필요하다. 그러나 일곱 번의 호흡이 필요하다는 숫자에 얽매여 빠른 호흡으로 공기의 치환을 유도하면 혈액으로 유입된 산소와 이산화탄소의 농도가 급격하게 변하여 호흡조절중추의 조절 메커니즘을 교란하여 오히려 호흡이 일시적으로 중단되는 아이러니를 초래한다. 이는 일곱 번이라는 빠른 속도를 필요로 하는 것이 아니라 반대로 한 번의 호흡을 어떻게 효율적으로 수행하여 규칙적으로 일곱 번을 맞춰 나갈까에 핵심이 있다고 해석할 수 있다. 빠른 호흡은 흡기로 가스교환에 이용되려던 공기가 폐포 표면에 도달하기도 전에 다시 호기에 의해 대기로 나가야 하는 즉 이용되지 않고 들락거리는 공기의 사강(死腔, dead space)을 증가시킨다는 원인도 한 요소로 작용할 것이다.

2. 폐포와 모세혈관 사이의 미세구조와 확산

(1) 호흡막(respiratory membrane)의 미세구조

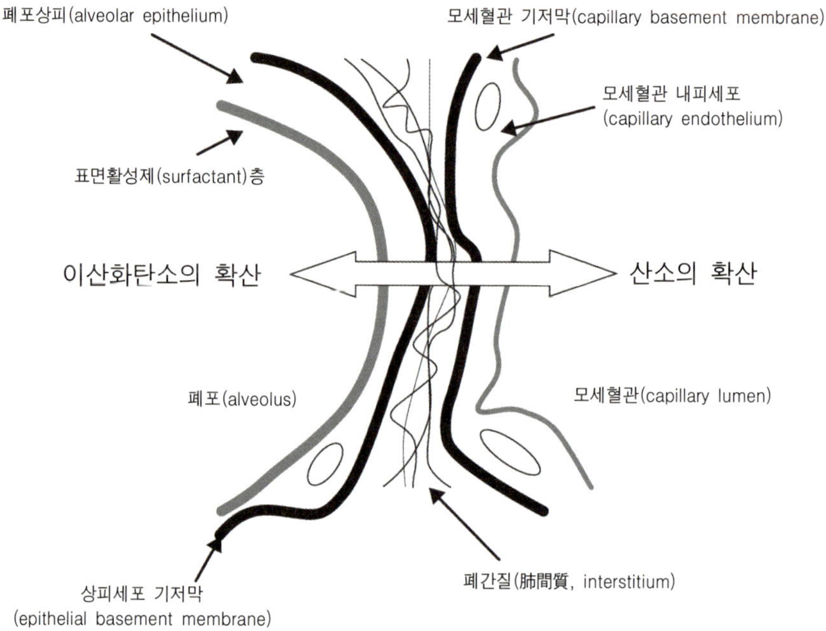

그림 41. 호흡막(respiratory membrane)의 미세구조

그림 41에서 보이는 폐포와 모세혈관 사이의 호흡막이 여러 층으로 구성되어 있으나 그 두께는 평균적으로 0.6 마이크로 미터여서 산소와 이산화탄소가 스며들어 확산되는데 큰 장애가 되지 않는다. 폐 내의 전체 폐포를 펼쳐놓아 호흡막을 평면으로 구성하면 그 넓이는 70 평방 미터이고 순간적으로 흐르는 모세혈관 내의 혈액은 60 내지 140 밀리 리터이니 드넓은 면적에 아주 작은 양의 모세혈관 내 적혈구가 깔려있는 것을 감안하면 확산의 용이성이 드러나고, 또한 모세혈관의 내경이 적혈구와 비슷하여 혈관의 벽에 적혈구가 닿아있어 확산된 산소가 혈장(血漿, plasma)을 통과하여 적혈구로 들어가는 경로가 생략되는 것도 확산을 쉽게 해주는 요인이 된다.

(2) 호흡막의 가스교환에 영향을 주는 요소들

산소와 이산화탄소가 얼마나 쉽게 호흡막을 통과하느냐에 따라 얼마나 신선한 동맥혈을 몸에 공급할 것인가에 영향이 있을 것이므로 가스교환에 영향을 미치는 인자들을 살펴본다. ① 호흡막의 두께는 가스확산에 반비례한다. 폐포 간질에 부종을 초래하는 질환이나 폐 섬유화를 일으키는 질환에서 호흡막이 두꺼워져 가스교환에 장애를 초래한다. ② 호흡막의 표면적이 감소하면 당연히 가스교환이 감소한다. 폐기종(肺氣腫, emphysema)에서 여러 개의 폐포가 터져 융합되므로 폐포의 크기는 증가한 반면 가스교환을 위한 표면적은 감소되므로 가스교환에 지장을 초래하여 격렬한 운동은 물론 휴식상태에서조차도 숨가빠 하는 것이 대표적인 예다. ③ 호흡막 물질의 가스 확산계수(diffusion coefficient)는 호흡막에서 가스의 용해성(solubility)에 달려있다. 이산화탄소는 산소보다 20배 빠르게 확산하고, 산소는 질소보다 2배 빠르게 확산한다. ④ 호흡막 양 편의 가스 분압(partial pressure) 차이에서 산소의 경우에는 폐포내의 분압이 모세혈관 내의 분압보다 높으므로 순확산(net diffusion)의 방향이 폐포에서 모세혈관으로가 되고, 이산화탄소의 경우에는 모세혈관 내의 분압이 폐포 내의 분압보다 높으므로 순확산의 방향이 모세혈관에서 폐포로 이루어진다.

호흡막에서 산소와 이산화탄소의 교환이 효율적으로 일어나게 하는 순확산률(net diffusion ratio)을 높이는 것과 관련하여 요가호흡의 들이쉬고-멈추고-내쉬고-멈추는 사이클이 다시금 강조되지 않으면 안된다. 들이쉰 다음의 멈춤의 의미는 최대로 팽창된 폐포와 상대적으로 최소한으로 수축한 모세혈관의 관계에서 폐포 내 산소분압을 최대화하고 모세혈관 내 이산화탄소 분압을 최소화하여 확산률을 높임과 동시에 폐포내로 들어오던 공기흐름의 방향을 빨리 내쉼으로써 급격히 반대방향으로 틀어 가스교환에 유용하게 사용하려던 소모적인 공기의 양(dead space)이 많아지는 것을 예방하여 가장 미약하던 유속(流速)의 공기까지 호흡막에 도달하도록 돕자는 것이다. 역으로 내쉰 다음의 멈춤의 의미는 폐포가 최소한으로 허탈(collapse)되면 모세혈관이 상대적으로 팽창될 것이므로 모세혈관 내 이산화탄소분압이 최대가 되고 폐포 내 산소분압이 최소가 돼 확산률이 높아지고 동시에 폐포에서 기도를 통해 대기로 나가려던 이산화탄소의 마지막 기류를 빨리 들이쉼으로써 다시 폐포로 돌아오는 것을 예방하자는 것이다. 또한 내쉰 다음의 멈춤이 더욱 중요한 점은 이산화탄소가 산소보다 확산계수가 훨씬 높기 때문에 같은 노력이라도 더욱 효율적인 확산률을 가져 소량의 이산화탄소 제거가 다량의 산소공급보다 호흡막의 노화(老化)와 관련해서도 효과적이기 때문이다.

3. 환기 대 관류 비율 (換氣對灌流比率, ventilation-perfusion ratio)

이상의 논의에서 폐포 내 환기율이나 가스의 확산은, 모든 폐포에서 환기가 균등하게 일어나고 모든 모세혈관에서 혈류가 균등하게 분포한다는 가정하에서만 가능하다. 따라서 국소적으로 환기는 잘 되는데 혈류가 없다든지 또는 혈류는 잘 유지되는데 환기가 안되는 부위가 있다면 아무리 작은 부위라도, 전체적인 폐환기와 폐혈류는 정상임에도 불구하고, 폐질환이 있는 자는 물론이고 정상인이라도 심한 호흡곤란을 겪을 수 있다. 환기 대 관류 비율이 정상이라는 의미는 폐포 내 산소분압이 흡기 시 공기의 산소분압인 149mmHg와 정맥혈의 산소분압인 40mmHg의 사이 값인 104mmHg이고, 폐포 내 이산화탄소분압이 정맥혈의 이산화탄소분압인 45mmHg와 흡기 시 공기의 이산화탄소분압인 0mmHg의 사이 값인 40mmHg라는 것이다.

(1) 환기 대 관류 비율이 정상 이하인 경우

폐의 기저부 부분에서는 혈류는 많은데 비해 환기가 제대로 되지 않아 정상의 60퍼센트 밖에 이루어지지 않는다. 즉 혈류의 40퍼센트는 정상적으로 산소공급을 받지 못하여, 이를 병은 아니지만 생리학적으로 저하됐다는 의미에서 생리학적 단락(生理學的短絡, physiologic shunt)이라 칭한다. 또 만성적인 흡연자에게서 소기관지의 폐색된 부분에 해당하는 폐포에서 환기가 이루어지지 않아 환기 대 관류 비율이 제로가 된다.

(2) 환기 대 관류 비율이 정상 이상인 경우

직립자세에서 폐첨부는 환기도 모세혈관의 분포도 폐하부보다는 못하지만 혈류의 공급이 상대적으로 적어서 환기 대 관류 비율이 정상의 2.5배가 된다. 이 역시 병은 아니지만 생리학적으로 저하됐다는 의미에서 생리학적 사강(生理學的死腔, physiologic dead space)이라 부르고 운동시에는 혈류량이 많아져 비율이 정상화되는 쪽으로 이동한다. 또 만성적인 흡연자에게서 소기관지의 좁아진 부분에 해당하는 폐포의 융합과 더불어 혈관의 파열로 섬유화가 됐다면 융합된 폐포에서는 환기는 이루어지나 모세혈관에 흐르는 혈류는 저하되어 환기 대 관류 비율이 오히려 증가하게 된다.

여기서 주목해야 할 부분은 폐의 상부와 하부로 생리학적으로 저하된 환기나 관류를 요가에서 어떤 방법으로 향상시킬 수 있는가에 있다. 물론 만성 흡연자에서 50-80 퍼센트의 폐포가 융합을 이루어 쓸모없어졌다 하더라도 나머지 20-50 퍼센트의 폐기능을 향상시키려는 노력이 필요하겠지만 질환이 오기 전의 폐도 그 기능을 배가시키는 노력이 유한한 생명의 노화를 대비하는 방책이 될 수 있다. 우선 복식호흡의 호기 시에 복직근을 수축시켜 복부장기를 끌어올려 횡격막을 압박하는 방법은 폐 기저부의 환기를 증가시키자는 의도이다. 즉 이는 생리학적 단락(生理學的短絡, physiologic shunt)을 줄여 저하된 환기 대 관류 비율을 높이자는 노력이다. 요가의 아사나(육체수련)에서는 물구나무서기자세가 많이 등장하는데 이는 폐첨부의 혈류를 증가시키자는 의도이다. 즉 이는 생리학적 사강(生理學的死腔, physiologic dead space)을 줄여 상승된 환기 대 관류 비율을 낮추어 정상에 가깝게 만들자는 노력이다.

III. 혈액과 조직 사이의 산소와 이산화탄소의 운반

일단 폐포로부터 폐포 주위의 모세혈관으로 확산된 산소를 인체의 각 장기가 소모하려면 폐정맥을 통해 심장의 좌심방·실을 경유하여 대동맥으로 박출돼야만 한다. 이 과정에 이어 산소는 대동맥 → 각 장기의 동맥 → 각 장기의 말초 모세혈관 → 각 장기의 조직액체와 조직세포로 운반이 되고, 조직세포가 산소를 사용하고 나서 생성된 이산화탄소는 조직세포 → 말초 모세혈관 → 각 장기의 정맥 → 상대정맥이나 하대정맥 → 심장의 우심방·실 → 폐동맥 → 폐포 모세혈관 → 폐포로 운반이 된다. 이러한 운반의 과정은 결국 산소의 이용과 이산화탄소의 제거를 위한 것인데 이 목적을 위해 어떻게 효율적으로 호흡수련을 할 것인가에 초점이 맞춰져야 한다.

1. 폐로부터 신체조직으로의 산소의 운반

(1) 산소의 운반과정과 나타나는 변화들

폐포 내 산소분압이 104mmHg이고 폐동맥 말초부 정맥혈의 산소분압은 40mmHg이므로 64라는 비교적 큰 분압차에 의해 폐포모세혈관으로 운반된 산소는 폐정맥 말초부로 이동함에 따라 다시 104mmHg로 회복하게 된다. 폐정맥 말초부에서 104mmHg이던 산소분압이 좌심방으로 들어올 때는 95mmHg로 떨어지는데 이는 폐포와의 가스교환이 이루어지지 않는 기관지 순환(bronchial circulation)의 정맥혈이 폐정맥으로 혼합되어 유입되기 때문이다. 말초조직 모세혈관에 도달할 때까지 95mmHg이던 산소분압이 말초조직 모세혈관 주위의 간질액(interstitial fluid) 산소분압이 40mmHg이므로 분압차이에 의해 간질액으로 운반되고 다시 급격하게 떨어져 정맥 말초부에서 40mmHg가 된다. 조직세포의 평균적인 산소분압은 23mmHg이므로 말초조직 모세혈관에서 쉽게 세포 내로 운반된다.

(2) 산소의 이용에 영향을 미치는 인자들

이산화탄소는 되도록이면 최대한 제거하자는 것이 목적이지만, 산소는 많이 이용하자는 것이 목적이 아니라 적게 이용하여 똑 같은 효과를 내자는 것이 목적이다. 따라서 정상적인 경우 대부분의 혈액 중 산소의 운반은 혈액의 액체에 유리된 산소가 이동되는 것이 아니라 적혈구(red blood cell)의 혈색소(hemoglobin)가 나르는 효율성을 유지하는데 이 혈색소에 결합된 산소가 더 많이 유리되게 하는, 즉 혈색소 포화도(hemoglobin saturation)를 떨어뜨리는 요소들이 있다. ① 수소 이온의 증가, ② 이산화탄소의 증가, ③ 혈액 온도의 증가, ④ 대사작용에 중요한 혈액 내 물질인 BPG(2,3-biphosphoglycerate)의 증가는 별도의 산소가 더 유리되는 결과를 초래한다.

이러한 요소들을 복합적으로 증가시키는 것이 운동인데 운동을 하면 많은 산소가 운동근육에 공급되고 그럼으로써 운동근육으로부터 많은 이산화탄소가 발생하여 산성으로 인해 수소 이온이 증가하고 근육의 온도가 증가하여 산소의 방출을 가중시키게 된다. 산소소비량을 필요 이상으로 늘리지 않으려는 측면에서는 운동이 오히려 신체조직의 노화를 돕는 결과를 초래하는데 왜 운동의 필요성이 강조되는 것일까? 이는 아마도 운동이라는 수련과정을 통하여 호흡의 능률을 높이려는 잠재력 향상이라는 이유와 신체의 저항력을 키워 관성으로 자리잡게 하려는 의도일 것이다. 즉 운동자체가 아닌 운동 이외의 것, 운동하는 시간보다 운동을 하지 않는 시간의 활동을 위해 필요한 것으로 생각된다. 운동과 에너지의 관계로 결부시키면 병(病)이란 에너지축적습성보다 에너지소비습성이 과다하게 클 때 비롯된다고 볼 수 있으니 에너지소비 자체가 크더라도 에너지축적에 균형을 맞춘 규칙적인 운동이라면 그 습성이 신체밸런스의 항상성(恒常性, homeostasis)체계에 일부로 소속시킬 수 있게 된다.

2. 이산화탄소의 운반

산소와는 달리 이산화탄소는 확산이 20배나 빠르게 이루어지므로 분압차가 크지 않아도 확산이 쉽게 이루어진다. 세포 내 이산화탄소분압은 46mmHg이고 말초조직 간질 내 이산화탄소분압은 45mmHg여도 확산이 이루어지고, 정맥혈의 45mmHg와 동맥혈의 40mmHg 차이로 인해 말초조직 모세혈관에 유입되어 다시 45mmHg가 되고 폐순환으로 들어와서 폐포의 40mmHg와의 차이인 5mmHg로 인해 폐포 모세혈관을 통해 폐포로 운반된다.

혈액 내에서의 이산화탄소의 운반은 산소와는 달라서 비정상적인 조건하에서도 산소보다 많은 양이 운반되는데 어려움이 덜하다는 특징이 있다. 산소가 혈색소와 결합하게 되면 이산화탄소로 하여금 혈액으로부터 제거되는 효과를 갖는데, 이는 산소와 결합한 혈색소가 좀 더 강한 산성이 되므로 이산화탄소와 결합하려는 성질이 약해져서 결국 이산화탄소를 제거하는 효과가 나타난다는 이유와 증가된 산성이 수소 이온을 과다하게 방출하여 중탄산염(重炭酸鹽, bicarbonate)이온과 결합하여 분리되면 물과 이산화탄소가 되어($H^+ + HCO_3^- \rightarrow H_2CO_3 \rightarrow CO_2 + H_2O$) 마침내 이 이산화탄소를 폐포로 제거하는 효과를 가져온다는 이유에서다. 즉 산소가 운반되기 위해서는 뚜렷하게 드러나는 분압차 조건이 갖추어져야 하고 그 과정 중 많은 요인에 의해 제약을 받는 반면 이산화탄소의 운반은 확산량이 월등하게 높고 분압차가 크지 않아도 폐포로 제거되는 효율적인 메커니즘을 지니고 있으므로 똑 같은 효과를 거두기 위해 산소를 많이 이용하려는 것보다 이산화탄소를 조금 더 제거하는 것이 낫다는 해석이 가능하다. 요가호흡의 날숨이 강조되는 이유 중의 하나가 또 여기에 부합된다.

Ⅳ. 호흡의 조절

호흡의 조절이 의식적으로 이루어지는 수의적 조절인지 아니면 무의식적으로 이루어지는 반사적인 현상인지에 대한 명확한 분획적 설명은 없다하더라도 분명하게 드러나는 현상 중, 호흡을 조절하는 방법 중의 하나가 '학습 효과(learned response)'에 의한 기여가 존재한다는 사실이다. 요가호흡 수련과 관련하여 자율신경이 체신경작용과 밀접한 연관이 있다는 것과 학습에 의하여 호흡이 조절될 수 있다는 사실은 신경학적으로도 매우 고무적인 일이다. 호흡조절이 이루어지는 메커니즘을 이해하고 그 과정 중 호흡수련이 공헌할 수 있는 부분을 찾는데 주력하고자 한다.

1. 호흡중추

(1) 호흡조절중추의 작용

호흡중추에서 호흡을 조절하는 신경단위는 크게 세 부분으로 구성되어 있다(그림 42).

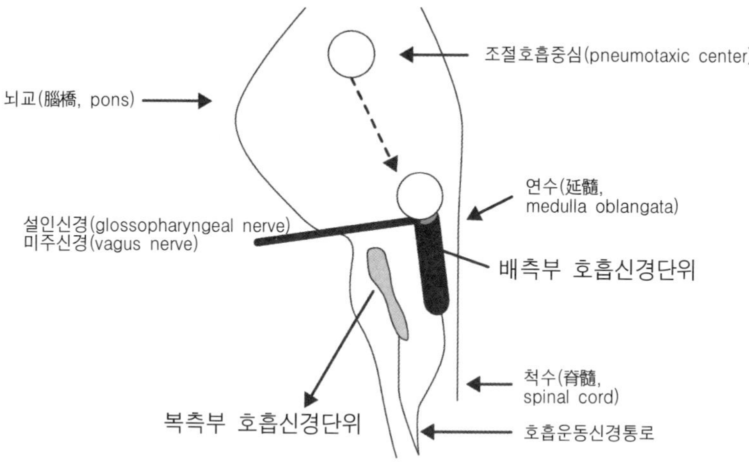

그림 42. 호흡신경중추

① 배측부 호흡 신경단위 집단(背側部呼吸神經單位集團, dorsal respiratory group of neuron)은 연수의 뒤쪽에 위치하고 그 신경단위는 고립속핵(nucleus of tractus solitarius) 안에 있다. 고립속핵은 미주신경과 설인신경의 감각 말단부로서 이 신경들은 말초부의 화학수용체(chemoreceptor)나 압력수용체(baroreceptor) 또는 기타 수용체로부터의 감각신호를 나르는 역할을 한다. 배측부 호흡 신경단위 집단은 호흡의 리듬을 조절하며 흡기를 담당한다. 횡격막에로의 신경자극을 점진적으로 강하게 약 2초간 보내고 순간적으로 끊어 약 3초간을 멈춘다.

② 조절호흡중심(調節呼吸中心, pneumotaxic center)은 뇌교 상부의 뒤쪽에 위치하고 그 기능은 일차적으로 흡기를 담당한 배측부 호흡 신경단위 집단을 제어하는 것이다. 즉 강하게 신호를 보내면 호흡이 분 당 30회 내지

40회까지 빠를 수 있고 약하게 신호를 보내면 분 당 3회 내지 5회로 느리게 호흡 시킬 수 있다.

③ 복측부 호흡신경단위 집단(腹側部呼吸神經單位集團, ventral respiratory group of neuron)은 정상적인 조용한 호흡에서는 비활성인 상태이다가 좀 더 많은 폐환기의 필요 시에 작동이 되어 흡기와 호기를 다 하고 특히 세게 호기를 해야 하는 경우 복직근에 신호를 보내게 된다.

(2) 말초부의 작용에 의한 호흡의 조절

흡기를 세게 하여 기관지와 소기관지의 근육층이 점점 신장(伸張, stretched)되어 일호흡용적의 세 배 이상으로 늘어나면 신장수용체(stretch receptor)로 하여금 미주신경을 통하여 배측부 호흡 신경단위 집단으로 신호를 보내 흡기를 더 이상 못하도록 제어하게 된다. 이는 말초부의 작용에 의하여 중추의 조절호흡중심과 같은 역할을 하게 되고 결국 호흡수를 증가시키는 결과를 초래한다.

2. 화학작용에 의한 호흡조절

이산화탄소와 수소 이온이 과다하게 되면 호흡중추에 직접적으로 작용하여 흡기와 호기 둘 다에게 운동신호를 증가시키게 된다. 연수의 앞쪽 표면에서 0.2 밀리미터 깊이에 있는 화학민감부(化學敏感部, chemosensitive area)는 이산화탄소가 증가하게 되면 혈중의 물과 결합하여 중탄산염이 되고 이 중탄산이 다시 수소이온과 중탄산염이온으로 분리됨에 따라 수소 이온이 증가하는 고로 화학민감부가 자극을 받지만 실제로는 수소이온이 혈뇌장벽(blood-brain barrier)을 잘 통과하지 못하기 때문에 단지 이산화탄소의 간접적인 자극이 강하다고 볼 수 있다. 그러나 혈중 이산화탄소의 증가는 호흡중추에 대한 자극이 첫 몇 시간에만 강하고 시간이 지남에 따라 2일까지는 그 강도가 5분의 1 가량으로 떨어진다. 이는 급성기에는 강하게 반응하지만 만성기에는 적응이란 과정을 통해 약해짐을 의미한다. 한편 산소는 호흡중추를 자극하는데 그 영향이 미미한데 폐의 환기량이 정상의 반에서 20배

이상으로 증가하여도 산소의 공급은 조직과 혈액 사이에 늘 적절하게 이루어지기 때문이다. 이는 이산화탄소가 혈액과 조직에서 환기율과 반비례로 조절되는 것과 대조적인 관계이고 따라서 산소보다는 이산화탄소가 호흡조절의 중요 인자가 되는 반증이기도 하다. 역시 요가호흡의 날숨이 중요한 역할이라는 이유를 설명해주는 대목이다.

3. 운동 중의 호흡조절

심한 운동을 하면 산소소비와 이산화탄소의 형성이 20배까지 증가할 수 있지만 동맥혈 중 산소분압과 이산화탄소분압은 거의 정상을 유지한다. 즉 혈중 가스농도가 변한 다음에 일련적으로 호흡수를 증가시켜 환기가 이루어지는 것이 아니라, 운동을 시작함과 동시에 근육을 수축시키려는 신경전달이 호흡중추에도 전달되어 호흡수의 증가를 가져온다는 것이다. 즉, 예견적인 호흡중추의 자극으로 실제 운동으로 야기된 근육의 이산화탄소의 제거를 위한 균형을 유지한다는 것이다.

고지대를 등반하는 경우에는 가파른 정상을 한꺼번에 오르는 것이 아니라 중간에서 적응단계를 거치면서 천천히 오르는데 그 이유는 2-3일 내에 호흡중추의 이산화탄소 변화에 대한 민감도가 5분의 1로 둔해지므로 대기의 산소농도가 희박해져도 좀 더 깊이 호흡할 수 있기 때문이다.

정상적인 조용한 호흡에서의 요동없는 호흡조절에 사실상 궁극적인 관심이 있으나 의학적 결과를 도출하기 위한 대비에선 운동시에 나타나는 호흡현상이 드러내기 쉽다. 제2부의 호흡의 방법에서 언급한 혀의 신경지배와 오버랩시켜 등장하는 신경이 미주신경과 설인신경이다. 음식물의 미각·촉각과 음식물을 씹을 때 또는 말을 할 때 발음을 하려고 혀를 굴려주는 운동 등은 설인신경의 작용이고, 혀뿌리 부분의 감각과 기도·폐·위·대장 등을 지배하는 것은 미주신경이다. 그러나 이러한 기능의 구분이 명확하게 분리되어 독립적으로 이루어지는 게 아니다. 일례로 설인신경통(舌咽神經痛,

glossopharyngeal neuralgia)에서는 설인신경의 병증이 미주신경의 작용으로 심정지(心停止)를 수반하는 현상을 보이기도 한다.[53] 이러한 감각과 운동이 복합적으로 여러 장기와 지배방식이 다르게 배열되어 있다고 하더라도 결국은 우리가 논의하고자 하는 호흡과 연관이 없을 수가 없다. 그러나 그 복잡한 연관성을 동시에 체계적으로 밝히는 것은 어렵기도 하거니와 논의의 초점에서 벗어날 수도 있다.

운동 중의 호흡조절에서 언급한 두 가지와 연관시켜 문제를 제기한다면 운동을 시작함과 동시에 근육을 수축시키려는 신경전달이 호흡중추에도 전달되어 호흡수의 증가를 가져온다는 것은 결국 의식(意識) 내지는 인식(認識)의 체계가 생리적인 현상을 유발한다는 선후관계의 설정으로 단순화하여 동작을 시작하자는 의도가 깔려있다.

그리고 2-3일 내에 호흡중추의 이산화탄소 변화에 대한 민감도가 5분의 1로 둔해진다는 사실로부터 적응 내지는 점진적 변화라는 의미를 적용시켜 의도하는 바대로 평균적인 통계수치를 일탈하는 경험의 세계로 드나들 수도 있다는 가능성을 시사하는 바이다.

53) 美国最新临床医学问答: 疼痛治疗, 科文医学文库, 海洋出版社, 1999, 114页

제2장
호흡요가의 의학적 검증의 실제

호흡수련을 통하여 프라나(prana)나 기(氣)의 흐름을 눈으로 볼 수 있도록 검증하는 것은 불가능하다. 다만 의학적으로 보여줄 수 방법은 그 과정상의 노력이 평상시의 그것과 어떻게 차이가 나며 그렇게 함으로써 추구하고자 하는 목표에 얼마나 근접할 수 있는지를 암시하는데 만족해야만 한다. 이 글을 시작하는 서론에서 밝혔듯이 설령 과장으로 범벅된 인도철학 내지는 중국사상이라도 그 경지를 해석해야 하는 의학은 아직 미숙하기 때문이다. 아직이란 단어를 사용하는 것이 희망을 전제한 것인지 시니컬(cynical)한 절망의 표현인지 속단할 수 없다. 단 인식이 미치는 곳까지 몸도 닿아보려는 노력의 과정이다. 그 과정 중의 편린이 새로운 일면의 해석에 고리가 돼주는 역할이 될 수도 있다는 기대감에서다.

I. 요가호흡이 폐의 용적에 주는 변화

정상호흡시(그림 43)와 요가호흡시(그림 44)의 폐용적 변화를 엑스선촬영에 의한 비교를 해 본다. 그림 43에서는 흡기와 호기시 나타나는 횡격막의 높이 차이가 뚜렷하지 않으나 그림 44에서는 흡기와 호기시 나타나는 횡격막의 높이 차이가 뚜렷하고 특히 폐하부의 혈관이 촘촘하게 보이는 것으로 봐 혈관과 함께 주행하는 기관지 주위의 폐포가 좀 더 환기를 할 수 있는 능력이 증가되었다는 것을 확인할 수 있다.

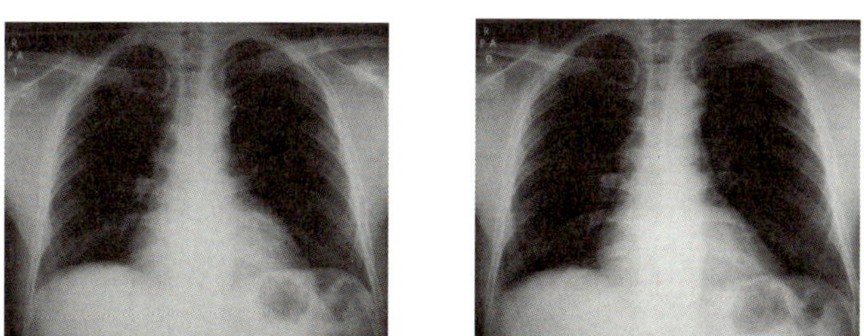

그림 43. 정상적인 조용한 흡기와 호기시의 흉부엑스선촬영

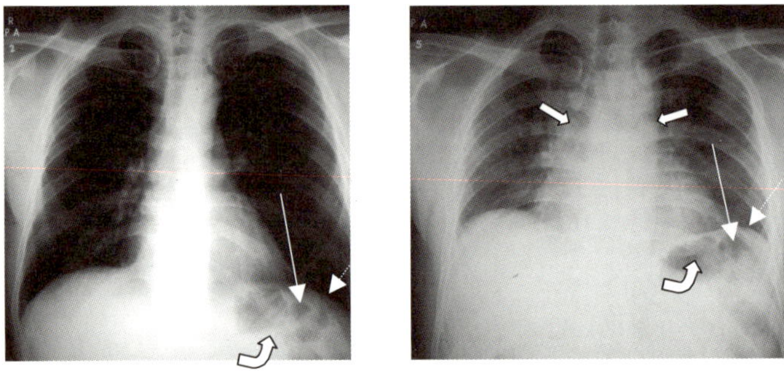

그림 44. 요가호흡시의 흡기와 호기시의 흉부엑스선촬영

그림 44에서 확인할 수 있는 추가적인 소견으로 대장의 위치이다. 흡기시의 좌측사진에서는 대장의 비장만곡부에 차있는 공기음영(실선화살표, 굽은 화살표는 위장 내 공기를 가르킴)과 횡격막(점선화살표)의 간격이 넓어 보이나, 호기시의 우측사진에서는 공기음영(실선화살표)과 횡격막(점선화살표)의 간격이 좁아져 있는 소견으로 복부장기들이 횡격막을 압박하고 있음을 시사하고 있다. 또 다른 소견으로 우측의 호기사진에서 심장(양 편의 굵은 화살표)의 크기이다. 공기를 최대한 뿜어낸 폐는 그 용적이 최소한으로 축소되었으므로 상대적으로 심장이 최대한으로 늘어날 것이고 그에 따라 순간적으로 최대한의 예비박출량을 품을 수 있는 용적이 될 것이다. 역으로 최대한 흡기시에 최소한의 심장용적이 될 것이므로 이 때는 말초부혈액량이 최대한으로 증가한 시기라고 추정할 수 있다. 즉 최대한의 호기로 심장용적이 제일 커지고 최대한의 흡기로 심장용적이 제일 작아지는 관계에서 공기의 최대한 들락거림이 혈류순환의 용적변화에도 영향을 미치는 것을 알 수 있다.

II. 요가호흡이 폐기능에 미치는 영향

비흡연가(그림 45)와 흡연가(그림 46)의 정상호흡시와 요가호흡후의 폐기능검사(PFT, pulmonary function test)[54] 결과를 보여준다. 그림 45는 전혀 흡연 경력이 없는 자가 평상시의 정상호흡 상태에서 폐기능검사를 시행하고

54) 저자의 병원에서 사용하는 VIASYS사의 FlowScreen을 이용하여 데이터를 구했다.

난 후 30분간 요가수련자의 도움으로 요가호흡을 하고 다시 폐기능검사를 시행한 것이다. 요가호흡 후의 폐기능검사에서 용력호기폐활량(用力呼氣肺活量, FVC, forced expiratory vital capacity)에 대한 용력호기용적(用力呼氣容積, FEV1, forced expiratory volume)의 비율(FEV1/FVC)이 현저하게 증가한 것을 관찰할 수 있다.

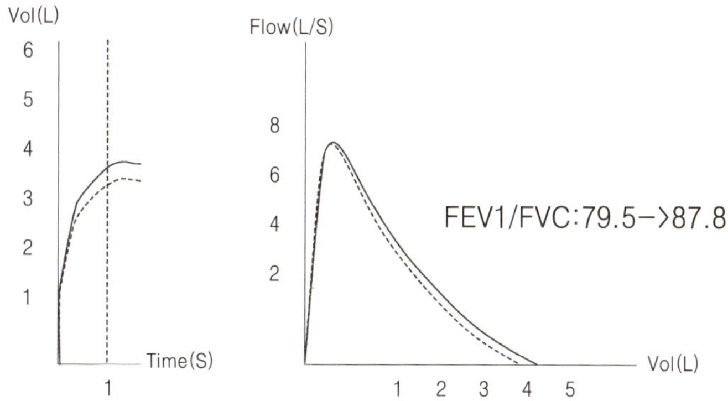

그림 45. 비흡연가의 요가호흡 전과 후의 폐기능검사 소견

그림 46은 20여 년의 흡연 경력이 있는 자가 평상시의 정상호흡 상태에서 폐기능검사를 시행하고 난 후 30분간 요가수련자의 도움으로 요가호흡을 하고 다시 폐기능검사를 시행한 것이다. 요가호흡 후의 폐기능검사에서 용력호기폐활량에 대한 용력호기용적의 비율(FEV1/FVC)이 미약하게 증가한 것을 관찰할 수 있다.

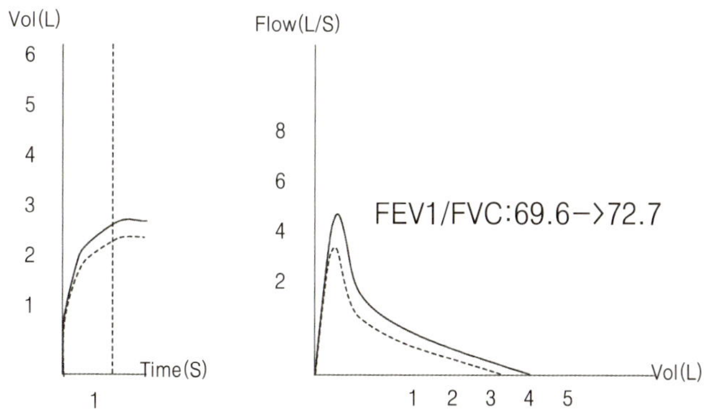

그림 46. 흡연가의 요가호흡 전과 후의 폐기능검사 소견

III. 요가호흡시 나타나는 대장에 대한 효과

요가호흡으로 음금(陰金)의 장기인 폐에 변화가 나타난다면 양금(陽金)의 장기인 대장에 변화가 없을 수 없다. 복직근의 도움을 받아 최대한도의 날숨을 하는 동안에 복부장기들이 횡격막을 압박하여 끌어올림으로써 폐의 기저부(basal lung)가 간접적으로 폐포를 압박하여 여분의 이산화탄소를 토해낼 수 있다는 해석에서 양금의 대장이 능동적으로 권유하여 음금의 폐가 수동적으로 기능을 돋구는 이치를 본다. 그림 47은 대장조영검사를 통해 대장에 찬 조영제가 흡기시에 아래로 쳐졌다가 호기시에 위로 오르는 효과를 보여준다. 그 효과는 횡행결장(실선화살표)과 S상결장(점선화살표)사이의 간격이 흡기 시에는 좁았다가 호기 시에 현저하게 넓어지는 양상으로 나타난다. 그림 44에 비하여 비장만곡부의 대장(굵은 화살표)이 호기 시에 횡격막에 근접하는 정도가 떨어지는 이유는 대장에 찬 조영제인 바륨이 무겁다는 이유와 결가부좌자세가 아닌 직립자세에서의 촬영이기 때문에 그 정도가 약하다고 볼 수 있다.

흡기시에는 항문의 괄약근을 조이는 운동과 동반하므로 호기시와 비교하여 직장하부의 괄약근이 현저하게 수축되어 있는 수련의 효과를 부수적으로 관찰할 수도 있다. 그림에서는 수축된 괄약근이 골반의 치골레벨을 기준으로 호기 시에 비해서 괄약근을 조이는 흡기 시에 현저하게 상승되어 있는 것을 볼 수 있다.

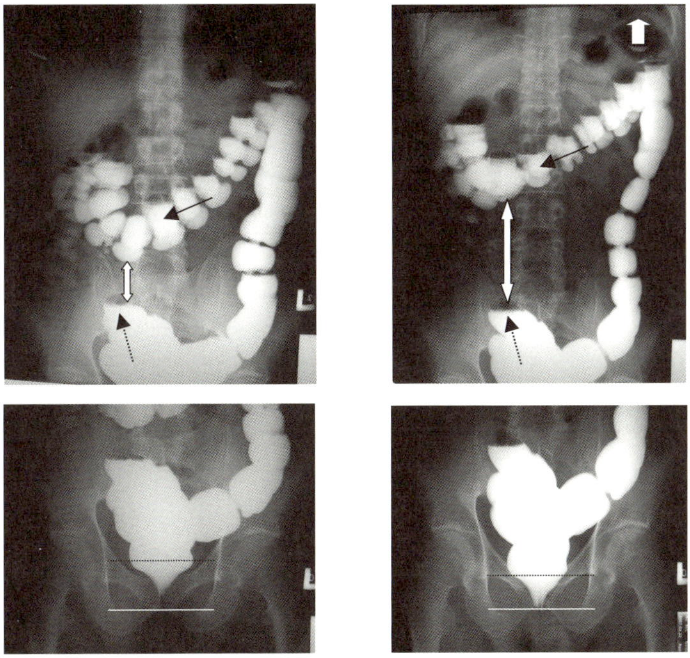

그림 47. 요가호흡시 나타나는 대장에 대한 효과

Ⅳ. 요가호흡시 나타나는 위장에 대한 효과

위장은 곳간을 관리하는 관리와 같아서 들어옴과 나감을 주관한다(脾胃倉廩之官)[55]. 위장에서 일어나는 물리적 또는 화학적 변화는 차치하고 기본적으로 들어오는 음식물과 소화되어 나가는 음식물의 출입에 어떤 움직임의 변화를 보일까를 위장조영촬영술에 의해 보여준다(그림 48)

55) 高士宗 著 孔国中 方向红 点校, 黄帝内经素问直解, 学苑出版社, 2003, 63页

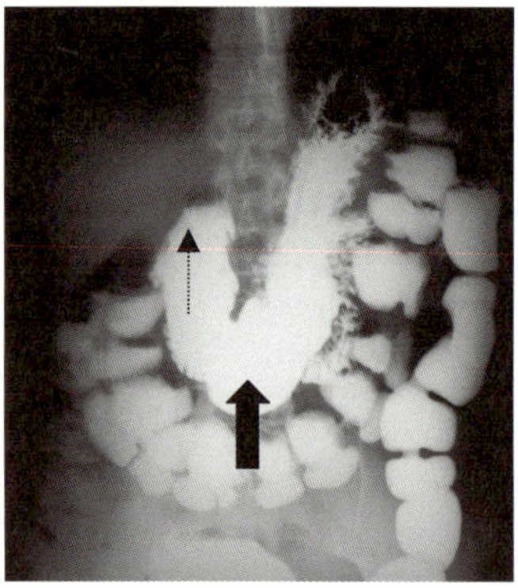

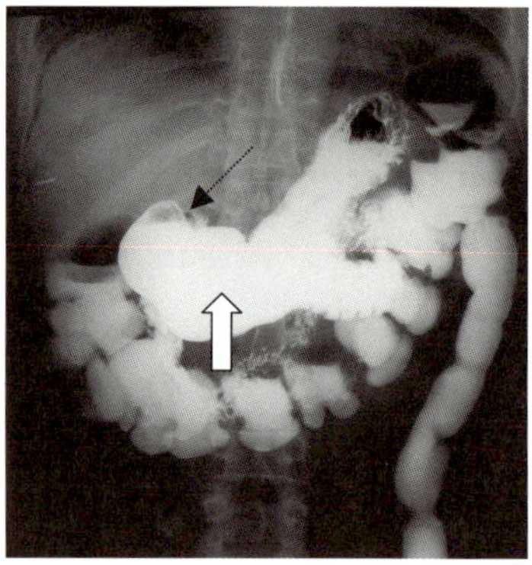

그림 48. 요가호흡 시 나타나는 위장에 대한 효과

그림 48의 흡기 시에 위장이 'U자' 모양(검은 화살표)을 보이다가 호기 시에 '一자'모양(흰 화살표)으로 변한 것은 상복부 장기들이 호기 시에 횡격막을 압박하려 상방으로 쏠린다는 의미 이외에도 위장의 해부학적 구조상 'U자' 모양에서 '一자' 모양으로 변함으로써 위장의 우측에 연결된 십이지장(점선 화살표)으로의 출구가 쉽게 열릴 수 있다는 의미도 있으므로 직립자세에서의 위전정부에 고인 위산 내지는 소화된 음식물의 배출을 쉽게 할 수도 있다.

V. 요가호흡에서의 혈류의 변화

고혈압환자가 혈류의 저항을 세게 받으므로 요가호흡 후 말초혈관으로의 혈류증가로 인해 혈압이 정상화되거나 저하되는 효과가 크리라는 고안으로 고혈압환자로 하여금 요가호흡 전후의 혈압과 맥박을 측정하도록 시도하려 했으나 요가수련자 중에 고혈압환자가 없었으므로 요가호흡을 인식하면서도 협조적인 고혈압환자를 선택하려 했으나 이 역시 비협조적이었으므로 요가수련자 중에서 혈압을 상승시키려는 의도로 음주 후에 요가호흡 전과 후의 혈압과 맥박을 비교하였다. 자연스런 분위기에서 한 시간 내지는 두 시간에 걸쳐서 각 실험 시마다 다른 종류의 술을 취하지 않는 한도 내에서 적당량 마시게 한 후 유발된 고혈압과 맥박을 측정한 후 30분 간 요가호흡을 하고 난 후 즉시 측정을 하고 다시 10분 휴식 후 측정하는 방법을 취하였다. 되도록이면 말초부의 혈류변화를 관찰하기 위해 평상시의 상완동맥(brachial artery)보다 원위부인 손목의 요골동맥(radial artery)를 택해 전자혈압계로 측정하였다.

실험대상 요가수련자의 특성

1. 평소 평균혈압: 108/68mmHg
2. 평소 평균맥박: 58회/분
3. 주량: 약한 편, 특히 소주에 대해서는 타 음주가들에 비해 상대적으로 비위에 맞지 않아 기피하는 종류의 술임

시간 별 / 상황 별	① 음주 후		② 요가호흡 후 즉시		③ 10분 휴식 후	
	혈압	맥박	혈압	맥박	혈압	맥박
포도주 200ml	129/84	78/분	132/79	78/분	124/76	68/분
소주 5잔	148/86	86/분	131/86	85/분	128/80	76/분
백주 4잔	136/88	80/분	128/79	74/분	118/72	64/분
위스키 4잔	139/89	85/분	131/82	84/분	120/82	72/분
맥주 500ml	130/84	76/분	124/78	70/분	118/74	65/분
평 균	136/86	81/분	129/81	78/분	122/77	69/분

표 1. 유발시킨 고혈압에서 요가호흡 전과 후의 혈압과 맥박의 변화

일견하여 가장 현저한 변화는 요가호흡 후에 유발시킨 고혈압이 하강하고 맥박은 저하된다는 관찰이다. 물론 오랜 세월 동안 형성되어 온 본태성 고혈압과는 다른, 술로 유발시킨 고혈압이어서 술이 위에서 흡수되어 간에서 분해되는 정상적인 과정의 시간경과와 겹친다는 실험의 일과성도 감안되어야 하겠으나 우선은 음주 후 즉시 측정이라는 전제를 두었고 또한 피실험자가 음주 후 요가호흡으로 인해 명정(酩酊)상태에서 현저하게 일찍 깨는 느낌(머리가 개운해진다, 숨차던 것이 없어진다, 호흡이 규칙적으로 깊이 쉬어진다 등의 표현)의 진술로부터 음주 후 요가호흡 없이 깨는 것과는

사뭇 다른 차이를 둘 수 있었다. 포도주를 마신 후에는 오히려 요가호흡 후에 수축기 혈압이 증가(129→132)한 결과가 관찰되는데 호흡생리학적 측면의 호흡이 일(work)이라는 관점에서 무리하게 호흡이 이루어졌다면 때에 따라서 수축기혈압은 증가하고 이완기혈압은 감소하는 결과를 보일 수 있다고 본다.

제3장
의학이 관심을 가져야 할 문제들

I. '바이포스' 라는 것

생명을 유지하는 근원적인 힘을 낱말로 표현하는데 언어마다 다르다. 그 단어가 가져오는 생소함이나 거부감으로 인하여 그 공능(功能)을 밝히려는 의도가 수렴되지 않고 제 각각 해석하거나 무관심하다. 흔히 한글로 표현하는 '생기'라는 단어도 기실 한자문화권의 生氣에서 비롯된다고 볼 수 있고, 요가의 프라나(prana)를 영어로는 vital energy 또는 life force로 어렴풋하게 번역되고, 氣의 qi도 세계표준공통어로 채택된 것이 아니므로 임시라도 통일된 의미의 단어가 필요함을 느낀다.

영어의 vital을 한자문화권에서 生命的, 生活的, 維持生命必需的[56], 또는 生命, 精力充沛, 生气勃勃[57]로 번역하고 영어문화권에서는 necessary for the success or continued existence of something; extremely important[58], 또는 necessary or essential in order for something to succeed or exist[59]로 풀이하고 있다. 한자에서는 '生'이 공통이고 영어에서는 '존재하기 위해 또는 이루기 위해 필요한'이 공통이다. 이러한 형용사적 공통어 다음의 무엇을 채워 넣어 단어를 완성해야겠는데 그 의미는 아마도 한글의 '힘'이 가장 적당할 것 같으나 다분히 물리학(physics)적 용어의 냄새가 물씬 풍기는 energy보다는 force가 적당해 보인다. force란 명사로 '폭력적인 물리작용(violent physical action)'인데 삶이란 자신의 의지대로 이루어지는 경우가 많지 않다는 면에서 그렇다. 본인이 원해서 세상에 태어난 것도 아니고 본인이 원하는 대로 삶이 영위되는 것도 아니고 본인이 원하는 대로 죽는 것도 아니다. 노자(老

---

56) 陈维益 主编 英汉医学词典 上海科学技术出版社, 1997

57) 曹焰 张奎武 主编 英汉百科翻译大辞典 人民日报出版社, 1995

58) International Dictionary of English, Cambridge University Press, 1995

59) OXFORD Advanced Learner's Dictionary, Oxford University Press, 2002

子)의 천지불인(天地不仁, 道德經 第5章), 즉 자연(自然)의 폭력에 의하여 같이하는 삶이다. 따라서 생명을 유지하는 근원적인 힘을 vital force, 낱말로 줄여서 viforce(바이포스, 生力)라 칭한다.

의학은 바이포스를 규명해야 한다. 언어의 원천이 다른 각양각색의 문화마다 나름대로 바이포스에 유사한 단어와 의미를 가지고 있을 것이다. 생기발랄하다는 용어를 남녀노소 범인(凡人)들이 다 쓰고 있는데 의학이 그 의미를 해석할 수 없다면 생명공학의 뒷전에 앉아 주인공시절의 옛날이나 회상하는 게 유일한 일과로 전락하게 될 지도 모른다. 그러나 경계해야 할 것이 그 규명의 방향이 직선적이어서는 곤란하다. 미시적인 것으로만 치우쳐도 답보를 면할 수 없다. 그 방향은 양방향을 모두 지향하며 순환하는 것이어야 하고, 미시적이며 분석편향적인 틀을 초월하여 거시적이며 통합적인 틀로도 변모할 수 있어야 한다. 바이포스는 모두를 끌어안고 있기 때문이다.

II. '그레이 스케일'의 무한대 설정

일정 기간의 삶의 길이를 무한대로 늘릴 수 있다는 착안을, 우주는 유한(有限)하나 끝이 없다(The universe is finite but still doesn't have an "end")[60]는 말이 비유가 돼준다. 후자는 공간적인 순환을 의미하나 전자는 인간의 생명순환을 의미한다. 의학이 아무리 발전해도 수명연장 만으로는 무한대로 연장했다고 할 수 없고 연장된 수명이 죽음을 거부하면 연장의 의미가 없어진다.

의학은 삶을 무한대로 연장할 수 있다는 꿈을 주어야 하고 무한대를 인식시켜야 하고 무한대를 실천하도록 가르쳐야 한다. 그레이 스케일(그림 3-나)의 회색 분별이 가능한 최소한의 차이를 무한대로 잡으면(예를 들어 회색농도차이를 0.0000000001에서 ∞로 설정하면) 유한하나 끝이 없는 장(場)이 펼쳐지는 것이고 그 펼쳐진 마당이 삶과 맞물려있음을 인식시키고 그

60) Karen C. Fox, THE BIG BANG THEORY, John Wiley & Sons, INC. 2002, p.43

마당에서 무한대로 삶을 실천하도록 지도해야 한다.

무한대의 삶을 실천하여 우주와 합일되면 무한대 장에서의 스펙트럼 이동이 자유로워 생사고락의 감정을 마음대로 수렴과 확산을 선택할 수 있게 된다. 그것으로부터 죽음은 삶을 준비하는 과정이고, 삶은 죽음을 완벽하게 맞이하려는 과정임을 깨닫게 되는 것이다. 의학은 오픈 마인드여야 하며 연구분야에서도 자꾸만 세부전공(sub-specialty) 방향으로만 향할 것이 아니라 통합의(統合醫, integrated general) 방향으로도 인식대상이 돼야 무한대에 접근할 수 있을 것이다.

III. '흐린 굴'과 '맑은 굴'의 접점에서

블랙홀을 출구로 하고 화이트홀을 입구로 하는 연결이 가능하다면 웜홀(worm hole)이라 하여 한쪽 시공간에서 다른 쪽 시공간으로 쉽게 우주여행할 수 있는 통로로 사용할 수 있다고 한다(그림 14, 15 참조). 이것이 시공간이 아니라 인생이라면 죽음의 끝과 삶의 시작이 만나는 점이 될 것이고 생사간 안정태(生死間安定態, interdimensional stabilizee, 그림 1)에 해당할 것이다. '안정'이 주는 의미는, 생의 세계든 사의 세계든 자연의 폭력에 놀아나는 연극무대라는 관점으로 보면 인생의 웜홀이 생사의 중간지점에 속한다는 면에서 그렇다.

의학은 인간학(人間學)에 관심을 갖는 만큼 인간의 생사간학(生死間學)에도 관심이 미쳐야 한다. 인식이 생의 세계에서 사의 세계로 투영되려면 그 사이의 격막(隔膜)을 거치는 투과(filtration)현상을 설명하지 못하고는 역동적인(dynamic) 해석이 불가능하다. 원자(原子)의 구조에서 양자(陽子)는 아비의 원형이고 전자(電子)는 어미의 원형이며 중성자(中性子)는 둘에서 셋이 만들어지는(道生一, 一生二, 二生三, 三生萬物, 道德經 第42章) 원리라는 힌트가 해답을 이끌어낼 지도 모른다.

의학의 발전이 불임부부에게 희망을 주었지만 아직도 줄기세포(stem cell) 영역 내에서 착종(錯綜)을 거듭하는 이 순간 흐린 굴(dim hole)과 맑은 굴(limpid hole)의 접점에서는 의학에게 선사할 그 무언가가 기다리고 있을 지도 모른다.

<후기>

이 글을 구상한 세월은
십 여 년이 넘는다.
본격적으로 참고문헌을 구하고 틀을 짠 것은
세 달 전부터이다.

틀에다 글을 끼워 넣어 막바지로 갈수록
이제 글이 끝나 가는구나 하는 기쁨이 아니라
자꾸 처음으로 돌아가는 듯한 느낌을 받는 것은
무슨 까닭일까?

아마도
미숙함과 편견으로 인한
불안감 때문일 것이다.

그러나
차마 돌이키지를 못함은

이 책이 세상 빛을 볼 수 있다면
도가적(道家的)으로 표현하여
그것은 불완전한 덕분이라는 변명에 위안을 삼고 있음에서다.

부록

참고문헌 및 문헌색인
색인[한글, 한자, 영문]

참고문헌 및 문헌색인

I. 중국어 문헌

1. 高秀芹 编辑, 中国哲学史, 北京大学出版社, 2001, 73-74页 ······ 7
2. 冯友兰, 中国哲学简史, 北京大学出版社, 2003, 82-84页 ······ 7
3. 高士宗 著 孔国中 方向红 点校, 黄帝内经素问直解, 学苑出版社, 2003, 43页 ······ 17
4. 陈建魁 王大良 著 中华姓氏通史 : 林姓, 东方出版社, 2002, 16-17页 ······ 29
5. 子平真詮評註, 2005 ······ 31
6. 冯友兰, 中国哲学简史, 北京大学出版社, 2003, 10-11页 ······ 33
7. 高士宗 著 黄帝内经素问直解 学苑出版社, 2003, 11页 ······ 40
8. 沈孝瞻 原著, 徐樂吾 評註, 子平真詮評註, 武陵出版有限公司, 2005, 十七 ······ 43
9. 南怀瑾, 南怀瑾选集, 第六卷, 复旦大学出版社, 2006, 567, 569页 ······ 55
10. Noa Belling 著, 索娃 编译, 瑜伽手册, 人民日报出版社, 2005, 12页 ······ 55
11. 南怀瑾, 南怀瑾选集, 第六卷, 复旦大学出版社, 2006, 567-571页 ······ 57
12. 曲黎敏, 彭贤, 易道气功养生, 中国书店, 2006, 9页 ······ 75
13. 英汉医学辞典 上海科学技术出版社, 第2版, 2002, 1296页 ······ 78
14. 英汉百科翻译大词典 人民日报出版社, 1995, 2001页 ······ 78
15. 高士宗 著 孔国中 方向红 点校, 黄帝内经素问直解, 学苑出版社, 2003, 63页 ······ 78
16. 马莳 著 王洪图 李砚青 点校 黄帝内经灵枢注证发微, 科学技术文献出版社, 2000, 68-129页 ······ 78
17. 美国最新临床医学问答:内科学, 第二版, 科文医学文库, 海洋出版社, 2003, 477页 ··· 103
18. 高士宗 著 孔国中 方向红 点校, 黄帝内经素问直解, 学苑出版社, 2003, 62页 ······ 108
19. 美国最新临床医学问答: 疼痛治疗, 科文医学文库, 海洋出版社, 1999, 114页 ······ 120
20. 高士宗 著 孔国中 方向红 点校, 黄帝内经素问直解, 学苑出版社, 2003, 63页 ······ 125
21. 陈维益 主编 英汉医学词典 上海科学技术出版社, 1997 ······ 129
22. 曹焰 张奎武 主编 英汉百科翻译大辞典 人民日报出版社, 1995 ······ 129

II. 중 · 영 문헌

1. 老子 著 Arthur Waley 译 Tao Te Ching 道德经, 外语教学与研究出版社, 2003, 106页 17
2. 老子 著 Arthur Waley 译 Tao Te Ching 道德经, 外语教学与研究出版社, 2003, 2页 17
3. 老子 著 Arthur Waley 译 Tao Te Ching 道德经, 第十四章, 外语教学与研究出版社, 2003, 28页 ········· 40

III. 영어문헌

1. PETER F. DRUCKER, POST-CAPITALIST SOCIETY, HarperBusiness, 1994, p.181-182 ···· 5
2. Immanuel Kant, CRITIQUE OF PURE REASON, Translated by Norman Kemp Smith, St. Martin's Press, 1965, pp. 384-393 ········· 6
3. Frederick G. Weiss, Hegel:The Essential Writings, Harper Torchbooks, 1974, pp.92-102 ······· 8
4. The Oregon Death with Dignity, 1994 ········· 18
5. Harrison's PRINCIPLES OF INTERNAL MEDICINE Sixteen's edition, 2005, p. 359 ······ 18
6. A Dictionary of Physics, Oxford University Press, 2005, p. 354, 346-347 ········· 21
7. Paul Peter Urone, PHYSICS WITH HEALTH SCIENCE APPLICATIONS, JOHN WILEY & SONS, New York, 1986, pp.78-80 ········· 21
8. Karen Cummings, Priscilla Laws, Edward Redish, Patrick Cooney, UNDERSTANDING PHYSICS, John Wiley & Sons, Inc. 2004, P.278 ········· 22
9. MAOSHING NI, Ph.D., THE YELLOW EMPEROR'S CLASSIC OF MEDICINE: A NEW TRANSLATION OF THE NEIJING SUWEN WITH COMMENTARY, SHAMBHALA, 1995, p.16 ········· 23
10. Williams Obstetrics, Sixteenth Edition, APPLETON-CENTURY-CROFTS, 1980, p.473 ····· 28
11. Eleanor Burke Leacock, The origin of the family, private property and the state, by Frederick Engels, INTERNATIONAL PUBLISHERS, 1993, p.18 ········· 28
12. FUNG YU LAN, A SHORT HISTORY OF CHINESE PHILOSOPHY: A Systematic Account of Chinese Thought From Its Origins to the Present Day, 1976, pp.11-12 ········· 33
13. Stephen Hawking, The Universe in a Nutshell, Bantam Books, 2001, pp.6-12 ········· 36
14. Michael White and John Gribbin, Einstein: A LIFE IN SCIENCE, A DUTTON BOOK, 1994, pp.93-100 ········· 36
15. The Estate of Albert Einstein, THE EINSTEIN READER, CITADEL PRESS BOOKS, 2006,

pp. 35-38 ······························ 36

16. Stephen Hawking, THE UNIVERSE IN A NUTSHELL, 2001, p. 115 ······························ 42

17. Karen C. Fox, THE BIG BANG THEORY, John Wiley & Sons, INC. 2002, pp.43-53, 126-132 ······························ 52

18. Linda Sparrowe, YOGA, A YOGA JOURNAL BOOK, 2002 p. 12 ······························ 55

19. B.K.S. Iyengar, YOGA: The Path to Holistic Health, A Dorling Kindersley Book, 2001, p.160 ······························ 55

20. Linda Sparrowe, YOGA, A YOGA JOURNAL BOOK, 2002, pp.9-45 ······························ 57

21. Daniel Odier, Yoga Spandakarika: The Sacred Texts at the Origins of Tantra, Translated from the French by Clare Frock, Inner Traditions, 2004, p.25 ······························ 66

22. Linda Sparrowe, YOGA, A YOGA JOURNAL BOOK, 2002, p. 37 ······························ 70

23. B.K.S. Iyengar, LIGHT ON LIFE: The Yoga Journey to Wholeness, Inner Peace, and Ultimate Freedom, RODALE, 2005, p.66 ······························ 73

24. GUYTON & HALL, TEXTBOOK OF Medical Physiology, 2006, p.179 ······························ 78

25. MAOSHING NI, Ph.D., THE YELLOW EMPEROR'S CLASSIC OF MEDICINE: A NEW TRANSLATION OF THE NEIJING SUWEN WITH COMMENTARY, SHAMBHALA, 1995, p.34 ······························ 78

26. GRAY'S ANATOMY: The Anatomical Basis of Clinical Practice, THIRTY- NINTH EDITION, 2005, p.557 ······························ 79

27. P. Rosted, S. Warnakulasuriya, A Survey on the Uses of Acupuncture by a Group of UK Dentists, British Dental Journal 198, 139 - 143 (12 Feb 2005) ······························ 82

28. GRAY'S ANATOMY: The Anatomical Basis of Clinical Practice, THIRTY-NINTH EDITION, 2005, p.235 ······························ 88

29. GRAY'S ANATOMY: The Anatomical Basis of Clinical Practice, THIRTY-NINTH EDITION, 2005, p.588 ······························ 88

30. Malcolm B. Carpenter, CORE TEXT OF NEUROANATOMY, 1998, p.139 ······························ 89

31. GUYTON & HALL, TEXTBOOK OF Medical Physiology, 2006, p.474 ······························ 89

32. GUYTON & HALL, TEXTBOOK OF Medical Physiology, 2006, p.789 ······························ 90

33. Harrison's PRINCIPLES OF INTERNAL MEDICINE Sixteen's edition, 2005, p. 1790 ··· 90

34. Arthur C. Guyton, M.D., Textbook of Medical Physiology, W.B. Saunders Company, 1981, p.479 ······························ 93

35. Arthur C. Guyton, M.D., Textbook of Medical Physiology, W.B. Saunders Company, 1981, p.476 ······························ 93

36. GUYTON & HALL, TEXTBOOK OF Medical Physiology, 2006, p.471 ………………… 100
37. GUYTON & HALL, TEXTBOOK OF Medical Physiology, 2006, p.472 ………………… 102
38. Robbins and Cotran, PATHOLOGIC BASIS OF DISEASE, 7th edition, ELSEVIER SAUNDERS, 2005, p.722 ……………………………………………………………… 103
39. GUYTON & HALL, TEXTBOOK OF Medical Physiology, 2006, p.476 ………………… 105
40. GUYTON & HALL, TEXTBOOK OF Medical Physiology, 2006, p.526 ………………… 107
41. International Dictionary of English, Cambridge University Press, 1995 ……………………… 129
42. OXFORD Advanced Learner's Dictionary, Oxford University Press, 2002 ………………… 129
43. Karen C. Fox, THE BIG BANG THEORY, John Wiley & Sons, INC. 2002, p.43 …… 130

IV. 독일어문헌

1. Gesetz über die Spende, Entnahme und Übertragung von Organen, 1997 …………………… 18

V. 인터넷

1. http://blog.sina.com.cn/u/474332860100011n/, 十二经络图详解, (2007.1.19기준) ………… 80
2. http://www.hgjl.net/gogo3.asp?newsid=233, 中国健康经络网, (2007.1.12기준) ……………… 81

한글색인

〈ㅅ〉

〈ㅈ〉

〈ㅊ〉

한자색인:
간자체 · 번자체 혼합배열,

〈ㅈ〉

영문색인

〈C〉

〈T〉